新 医療職が部下を持ったら読む本

■慶應義塾大学大学院 特任教授
ハイズ（株） 代表取締役社長
Eishu Hai
裴 英洙 著

日経ヘルスケア編

日経BP

はじめに

「あ〜、ついに管理職になってしまった！」

嘆く医療職の声をこれまで多く聞いてきました。医療職は、臨床現場の最前線でバリバリ活躍するためにこの世界に入った方が多いと思います。なのに、「来期からは○○長、よろしく」と言われた時の戸惑いは想像に難くありません。

医療経営コンサルタントの仕事に携わる前、私は10年近く勤務医として病院で働きました。忙しい毎日でしたが、やりがいのある日々でした。ただ、勤務した多くの病院では、現場の医療職は多忙で疲労困憊の毎日、患者からのクレームは増加、どんどん辞めていく職員たち、毎年かなりの額の赤字垂れ流し――。患者さんのために頑張っている職員の笑顔がどんどん少なくなってくることに問題意識を持ち始めました。なぜこんなに病院経営がうまくいかないのだろう……。当時の経営層の院長や副院長、看護部長、リーダークラスの診療科長、看護師長の誰もが一途に仕事をしていたかもしれませんが、系統的に経営やマネジメントを学んでおらず、病院という巨大な組織を手探りで動かしていたのかもしれません。医療者は真面目で優秀な人が多いので、経営やマネジメントをきちんと勉強する機会さえあれば、医療機関はずっと良くなるのに……と、当時の思いが今の仕事に私を向かわせ、そして本書を書くきっかけにもなりました。

「経営」や「マネジメント」と聞くと、難しそうだと身構えてしまう方も多いでしょう。実はそんなことはありません。世の中にあふれる難解な経営書をイメージして、「敷居が高い」と感じているだけなのです。本書は、臨床現場を知る筆者が、できるだけ平易に、かつ日常業務に密接に関係する具体例をふんだんに用いながら基礎から学べるように構成しました。しかも、病院・診療所で起こるたくさんの"悩み"を新人管理職の医師や看護師が奮闘しながら解決していく小説風です。本格的な経営の勉強を始める前に、入り口として本書を楽しんでいただけたらうれしいです。

慶應義塾大学大学院 特任教授／ハイズ（株）代表取締役社長
裴《はい》 英洙《えいしゅ》

CONTENTS

新・医療職が部下を持ったら読む本

プロローグ……8

LEVEL 1
春

管理職になったらこれだけは知っておきたい！……13

第1章 なぜうちの職員はすぐ辞めてしまうのか
見抜け！「辞めるサイン」、こまめな声かけで食い止める……14

第2章 カリスマ医師は病院に必要なのか
「ミスを指摘できない」属人的経営に陥る落とし穴が……24

第3章 「報連相」される上司とされない上司
声かけなどをし、報告のタイミングは上司がつくれ……32

第4章 そもそも患者ってどう増やすの？
医療機関の診療圏、患者のニーズを的確に把握する……40

第5章 冗長な理念は捨ててしまおう
ミッション・ビジョン・バリューを共有せよ……50

Coffee Break 増える「出世したくない症候群」の若者たち……58

LEVEL 2

夏

部下の心をつかむには……61

第6章 **職員満足度調査に不満爆発、「何のため?」**
本当の〝満足〟につながる調査のやり方とは……62

第7章 **困った問題職員が登場! どう指導?**
放置すると〝悪貨が良貨を駆逐する〟状況に陥ることも……72

第8章 **〝公私混同上司〟が組織を崩壊に追い込む**
「コンプライアンス向上」を図るにはまず上司から……80

第9章 **委員会、こんなに多くてイインカイ?**
「眠くならない会議」はこうして実現する!……88

Coffee Break 医療機関のブランディング、軽視してませんか?……98

LEVEL 3

秋

部署のピンチはこう対処しよう……101

第10章 **迷惑千万、パワハラ医師がやって来た!**
部下を守るために鍵となる経営者をどう動かすか……102

第11章 **自分の病院の強み・弱み、把握してる?**
運営方針を立てる前に「SWOT分析」で現状を知る……110

第12章 「無駄・ムラ・無理」が赤字部門を生む
整理整頓の現場への浸透が収益改善につながる！……118

第13章 「クレームはチャンス」、その真意は？
改善策に生かそう！「クレーム受け付けの4カ条」……126

第14章 犬も食わない職種間の対立、どうすれば？
交流を促進する「突破口」を意識して部門の壁を壊そう……134

Coffee Break 「ワンピース世代」との上手な付き合い方とは？……140

LEVEL 4
冬

最強の組織へ。ここが上司力の見せ所

……143

第15章 なぜ仕事を部下に任せられないのか
部下との信頼関係を築くポイントはこれだ！……144

第16章 退職勧奨…その前にやるべきこと
最低限の労働法規とトラブル回避術を知る……152

第17章 多職種によるチーム医療の調整役は大変！
様々な職種をまとめるためのポイントは「3つのC」……162

第18章 部下を公平に評価するって難しい…
新米管理職が陥りやすい人事評価の5つのワナ……170

第19章　誰が医療機関の顔になるのが効果的？
重要性高まる地域連携室、病院経営戦略の要に……178
第20章　コロナ禍で職員の士気が落ちまくり…
改善の鍵は5つのインセンティブにあり！……188
第21章　タスクシフト・シェアはどう進めるべき？
働き方改革推進の一手、院内の業務見直しの良い機会に……196
エピローグ……203
Coffee Break　医業種の交流も大事だけど、異業種との交流もね……204
知っておくと役立つ！　思考と経営分析の手法……207
参考図書と推薦図書……228

プロローグ

4月はじめ。ワイン居酒屋「モンマルトル」は、夜10時を回っているのに満席だった。ここはリーズナブルな価格のワインとフランス家庭料理がウリの店だ。花見の帰りなのか、会社仲間と思われるグループがいつもより多い。

財津健太《ざいつけんた》は喧騒の中、早くも2杯目のワインを飲み干して、「はぁ～」と特大のため息をついた。

「ついに、消化器外科部長になっちゃった……。リーダーなんて全然向いていないのに」

「まあ、今日はお前の昇進祝いなんだからさ。そんなこと言うなよ～」

今川康介《いまがわこうすけ》が財津の肩をパンとたたいてフォローする。裴英洙《はいえいしゅ》が財津の空いたグラスにワインを注ぎながら言った。

「そりゃ、最初は誰だって不安だよ。けれど上司だって人間なんだから、やっていくうちに成長していくんじゃない？」

「どうだろう……。ああ、ずっと臨床一筋で行きたかった」

「そんな未練がましくしないの。私だって2年前に看護師長になったときは本当に悩んだわよ。まあ、今でも悩むことは多いけど」

立花美希《たちばなみき》が明るい口調で励ました。裴がうなずく。

「そう言えばそうか。今川も半年前にクリニックを開業したわけだし、これでみんな部下を持つ立場になったんだね」

財津、今川、裴の3人はそれぞれ出身大学は異なるが、医師としては同期だ。財津は消化器外科、今川は糖尿病内科、裴は胸部外科が専門で、十数年前、研修医として同じ病院に勤務したことがきっかけで知り合った。紅一点の立花は、当時、3人の研修先の病院で2年目の看護師として働いていた。年齢は彼らより下だが、研修医のサポートを任されていたことから、3人にとって「頭の上がらない存在」だ。

今は4人ともそれぞれ異なる立場ながら、管理職として部下を持つようになっている。

財津は、この月から東京セントラル病院の消化器外科部長に昇進した。食道癌や胃癌の手術を数多く手掛けており、丁寧な手技が評判だ。学会発表も精力的にこなし、何度か賞も獲得している。

今川は半年前、東京郊外に「今川内科クリニック」を開業した。看護師3人、事務職員4人という小規模なクリニックだが、一国一城の主である。

立花は、巨大病院グループが運営する新東京総合病院の外科病棟の看護師長になって、ちょうど2年がたったところだ。

裴は元外科医であったが、医療経営に関心を持ったためビジネススクールで学び、現在は医療経営コンサルティング会社を経営している。

研修医時代から年に数回程度は集まっていたが、財津の昇進を今川が聞きつけ、今日のお祝い会が企画されたのであった。

「財津くんを不安にさせるつもりはないんだけど、管理職になると大変よ。自分の仕事をやりながら部下をフォローしたり、部門を越えた話し合いに参加したりしなくちゃいけないんだから。そうだ！ これから4人で定期的に会って、上司としての悩みごとを相談し合わない？」

立花の提案に今川が乗る。

「いいね。俺も院長になってから、なかなか相談できる人がいなかったんだよ。地域の医師会の集まりに行っても、自院の実情を打ち明けてまで相談する場面なんてないしな。ほら、裴も医療経営コンサルタントとしていろいろな病院に

裴 英洙（41）
医療経営コンサルティング
会社経営

立花 美希（39）
新東京総合病院
外科病棟看護師長

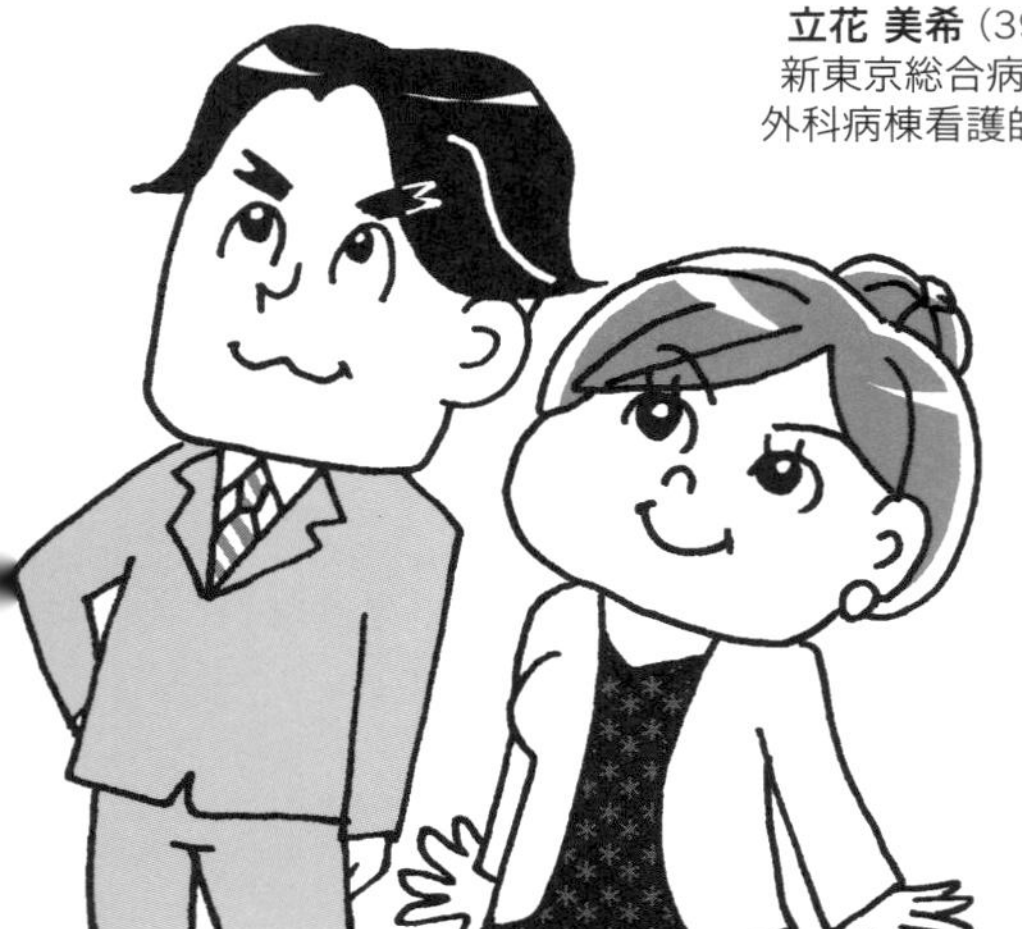

行っているわけだし、その経験を俺たちにレクチャーしてくれよ」

「もちろん、いいよ」と裴がうなずく。

「3人に相談できるのはありがたいなぁ」

財津の顔が晴れてきた。

「じゃあ早速、次回の定例会の予定を決めようよ」

「悩みごとがたまってくるタイミングは……」

しばらく考えて財津が言った。

「1カ月後……、いや3週間後……、いや、取りあえず2週間後に会おうか」

「おい、もうそんなに不安なのか!」

4人は笑いながら手帳を取り出し、予定を確認し始めた。


これから1年かけて、病院・診療所の新人管理職が直面しがちな問題を4人で相談していきます。本書を読めば、上司としての基本的な心得をマスターできるように構成しました。

さあ皆さんも、彼らと一緒に〝上司力アップ〟を目指しましょう!

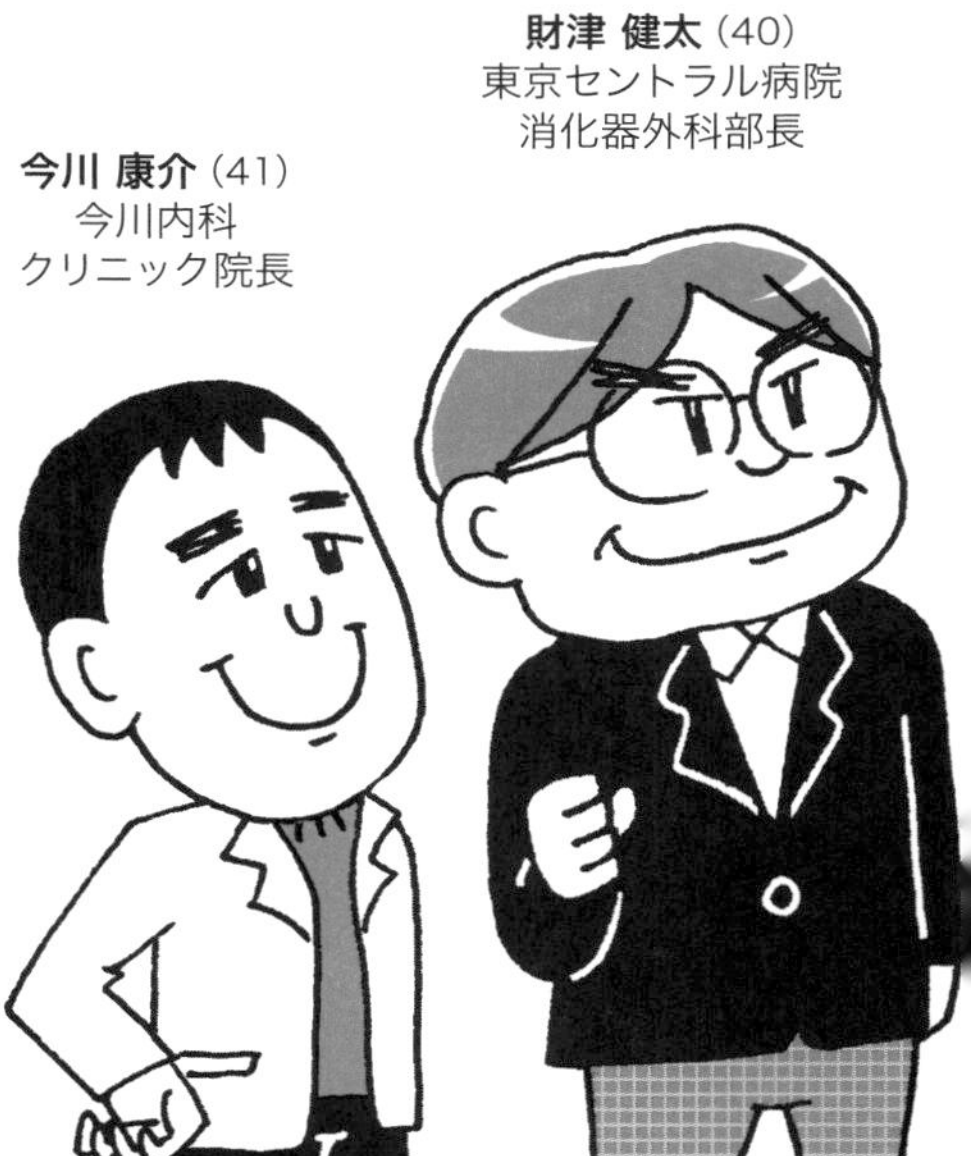

財津 健太 (40)
東京セントラル病院
消化器外科部長
今川 康介 (41)
今川内科
クリニック院長

春

LEVEL 1

管理職になったらこれだけは知っておきたい！

第1章

なぜうちの職員はすぐ辞めてしまうのか

見抜け！「辞めるサイン」、こまめな声かけで食い止める

財津健太の昇進祝いから2週間後、「モンマルトル」で4人の定例会が約束通り開かれた。だが、肝心の財津の姿が見えない。

「遅いね。せっかくあんなに楽しみにしてたのに……」と、立花美希が心配そうにしている。

裴英洙がワインを追加注文しようと店員を探していると、財津が店内に駆け込んできた。

「ごめん、ごめん！　大変なことがあって。参ったよ。すいません、白ワイン、グラスで1つ！」

財津は運ばれてきたワインを一口飲み、大きくため息をついた。

「一体、何があったの？」

「うちの看護師が突然『辞める』って言いだしてさ。困った……。消化器外科の病棟看護師なんだけど、入職半年なのに辞めたいって言うんだ。診療の後、彼女の話に付き合っていて。遅れて申し訳ない」

「それは大変だったな。その子は何で辞めたいんだって？」と裴は財津に聞いた。

「ほかにしたいことがあるんだって」

「何をしたいって言ってた？」

「それがはっきりしないんだ。大学院進学とか、実家に戻るとか、いろいろ考えているようだった。ただ、もう少し楽に働けるなら今の仕事を続けたいとも言っていたし、どこまで本気なのか」

「大体、若いうちは目いっぱい働くのが普通でしょ。何のために看護師になったのかしら」

立花は不満そうに聞いている。

「まあまあ、そんな怒らないで。単にその子が辞めたい本当の理由を言ってないだけかもしれないし」

今川康介が取りなす。

「ところで、何で病院の職員ってすぐに辞めるんだろう」

「医師も嫌なことがあるとすぐ辞める傾向が強いわね」

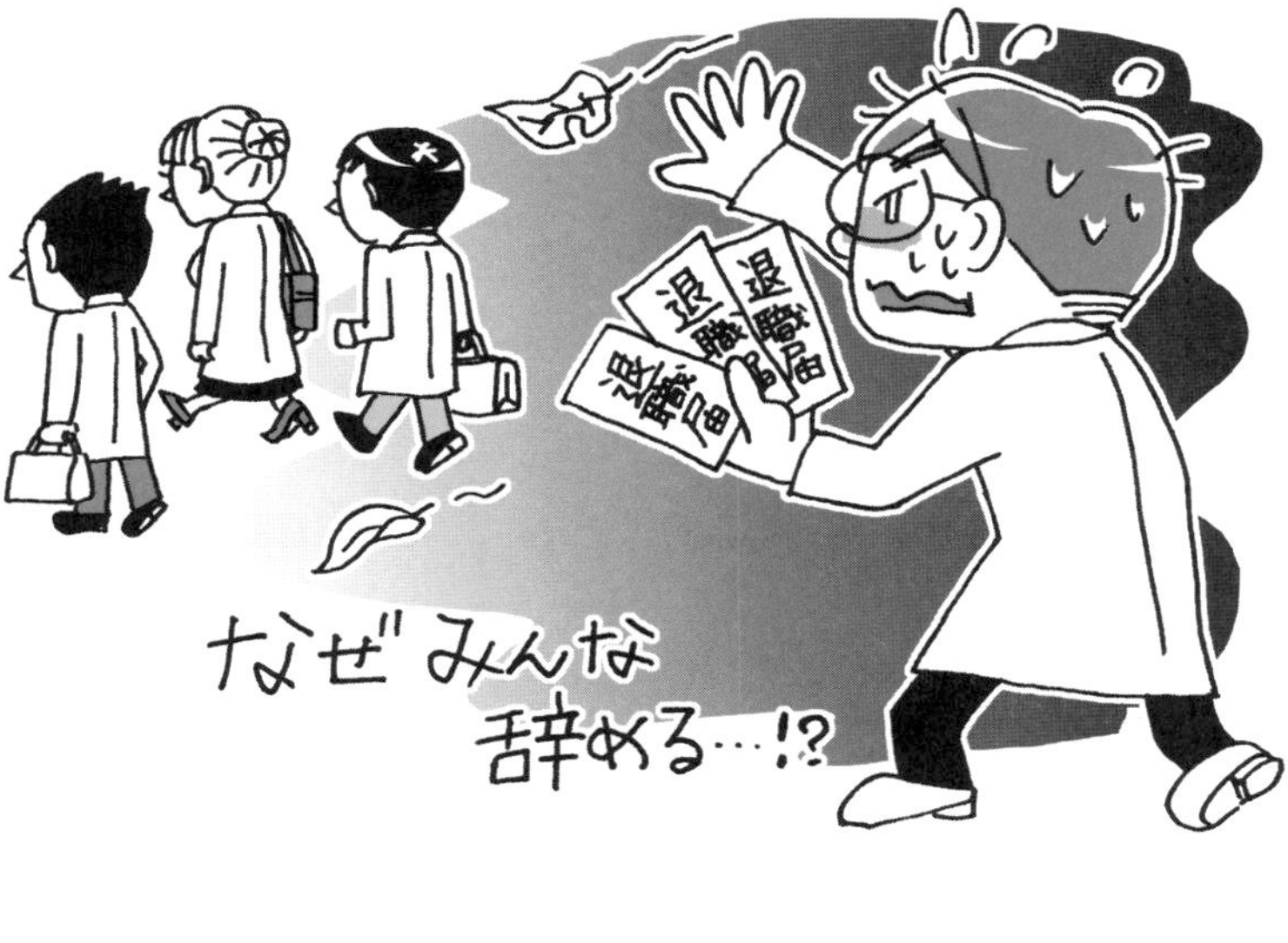

「裴はそういう事例をたくさん知ってるだろ。何で病院の職員はすぐ辞めるんだよ？」
「病院によっても離職率が高い理由は様々だからね。まずは、基本的なところから押さえようか」
裴はこれまで経験してきた事例を踏まえて話し始めた。

医療機関経営にとって職員の離職は大きな痛手に

正規雇用の看護職員の離職率は10・6％（日本看護協会2020年度）。つまり、毎年10人に1人が辞める。実は、全産業の離職率は13・9％（厚生労働省2021年）なので、看護師の離職率が高いわけではない。ただ、多くの医療機関が医療職、特に看護師の離職に頭を悩ませている。病院の場合、今の診療報酬体系では、多くの病床の入院基本料が看護配置で決まっているのも一因だろう。職員が辞めることによる経営上のデメリットは3つある。それは、（1）採用コストの無駄、（2）教育コストの無駄、（3）信用不安の増大——だ。

まず、（1）の採用コスト。看護師1人を採用するには、多くの人手、時間、費用を要する。さらに、人材紹介業者に依頼すると年収の約3割が手数料として必要になる。

次に（2）の教育コスト。院内・院外研修、学会・研究会への参加など医療機関が負担する費用は多い。また、医療職の教育の基本はＯＪＴ（On the Job Training）だ。職員に辞められると、指導医や指導看護師がこれまで費やしてきた手間や時間が無駄になる。

最後に、（３）信用不安の増大。特に信頼の高かったキーパーソンが退職すると、退職が連鎖したり、残った職員のモチベーションが下がることがある。また、不本意な理由で辞めた職員が腹いせに外部の人間や地域に悪評を流して、病院自体の評判が悪くなる懸念もある。

図　職種別の離職率

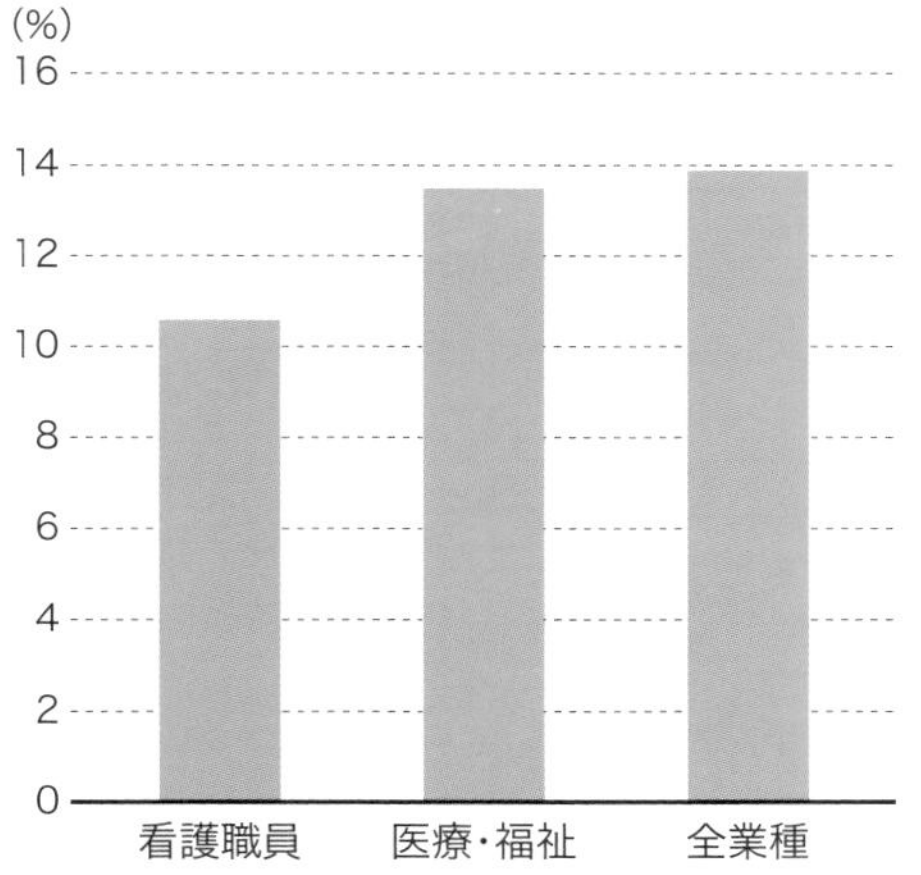

（出所：看護職員のデータは日本看護協会「病院看護・外来看護実態調査」、そのほかは厚生労働省「雇用動向調査」）

部下が辞めるときに出す「シグナル」

管理職は、こうしたデメリットを最小限に抑えなくてはならない。そこで、頭に入れてお

Keyword　職員が出す「辞めるサイン」
上司が部下の離職を防ぐには、部下が出している「辞めるサイン」を感知し、事前に効果的な声かけをしなくてはいけません。「褒めるよりも認める」「こまめに話をする」などによって、部下の不満や不安をできるだけ早期に解消しましょう。

きたいのが「職員はすぐには辞めない」という事実だ。辞めるにはその決意に至るプロセスがある。つまり、上司にとって、離職を防ぐチャンスは何度かある。離職を防ぐには、**職員が出す「辞めるサイン」**を感知できるか否かがポイントになる。４つの視点で見てみよう。

●勤務態度の変化

・出勤時間が定刻ギリギリになっている
・遅刻が多くなる
・提出書類をすぐに出さない。催促しないと提出しない
・小さなミスが頻発している。周囲からよく怒られるようになっている
・今まで従順だったが、次第と反抗的な態度を取るようになってきている

●周囲の職員と距離を置く

・同僚や上司との飲み会などに参加しなくなる
・これまでに先輩や上司に相談していた回数が少なくなる
・院内のイベントやプライベートの誘いを断るようになっている
・会話をすれば済むことでも、メールやメモを使って連絡する

●モチベーションの低下

・挑戦的なことをしなくなる。淡々と業務をこなす
・面談やミーティング、カンファレンスで自分から意見を言わない
・始業や終業時の挨拶に元気がない
・業務中に笑顔がなくなる

●転職・離職への関心が増す

・転職の話題に関心を示す
・有給休暇を多く取るようになる
・休暇の予定を頻繁に変更する
・勤務シフト変更の要望が増えている

仕事への意欲が薄れて、職場の人間関係も希薄になってきたら注意しなければならない。退職という一大決心は、決して一朝一夕でできるものではない。辞めたいという気持ちを「水」に、心の余裕を「グラス」に例えれば、グラスから水があふれた時点で退職という行動に出るのだ。

「そういえば俺にも思い当たる節があるぞ！」

今川が大きな声を上げた。

「以前、働いていた職員が、勤務シフト変更の要望が増えてきたな、と思ったら1カ月後に退職願が出てきたんだ。水面下で何か動いていたのかな？」

「確かに、昼休みに院外でスマホをいじったり、電話をかけたりすることが多くなるのは危険なシグナルだよ。離職を考えている職員は、紹介会社と連絡を取ったり、求人サイトを閲覧するようになるけど、さすがにほかの職員がいる院内では連絡できない。そこで、休憩時間中に院外でこうした行動を取るようだね」

そう言いながら、裴が腕を組んだ。

「私も思い出したわ」と言いながら、立花が裴の方を向いた。

「ちょうど去年の今ごろなんだけど、新人さんが何回か手紙をくれたの。内容は自分の業務に対する不安が多かったんだけど、『話せばすぐ済むことなのに』と思いながら対応していたのを思い出したわ。でも、それから数カ月で辞めちゃって。今、振り返って考えてみると、面と向かって言えないことを頑張って手紙で私に伝えてくれていたのかも。真摯に対応しているつもりだったけど、もっと重く捉えるべきだったわね」

立花は頬づえをつき、遠くを見つめた。

部下の離職を防ぐ管理職の「声かけ」

離職の問題は病気と同じで、発症してからではなく、日ごろの予防と早期発見が肝心になる。上司の日常のマネジメントで重要なのは、部下の「ガス抜き」だ。

職員は働きながら、どうしても自然に不満をためこんでいくもの。だが、たまったものを処理しきれないと、逃避、すなわち退職という選択をしてしまう。上司によるガス抜きには、次のような方法がある。

●「褒める」よりも「認める」

悩んでいるスタッフを見ると、元気づけようと考えて、つい無理に褒めてしまう。しかし、スタッフが求めているのは、褒められるより認められることである場合が多い。変に褒めようとするとぎこちなくなり、部下に違和感や反感を持たれるだけだ。

まずは部下が悩んでいる状況を認めることが肝要になる。悩みをよく聞き、「そうだったんだね」「あなたの悩みを深く知ることができた」「ここまで頑張ってきたんだね」などの「認める言葉」を意識して使った上で、解決策を一緒に考えていきたい。

●1回じっくり話を聞くより、何回もこまめに聞く

上司が辞めそうな部下を呼び出し、1対1で向き合って2時間じっくりと話を聞こうとしても、部下は緊張するか警戒して、思ったことを言えないものだ。気軽に立ち話を頻回にする方が打ち解けやすい。これを心理学では「単純接触効果」と言う。人は会う回数を重ねると好意を抱く傾向がある。さりげなく、こまめに話を聞く意識が大切だ。

●「提案が採用され、現場が変化したこと」を実感させる

部下がアイデアをせっかく提案しても、上司がそれを一蹴し続けているとモチベーションは間違いなく下がっていく。部下の提案を反映することが難しくても一部を生かすなどして、現場からの意見を取り上げる姿勢を示すことが大切だ。提案を採用したら、それを朝礼など皆が集まる場で周知することも大事。周囲から認められ感謝されると、職場への帰属意識が高まる。

●「自分だけ」感をなくす

優秀なスタッフが急に辞める理由として多いのが、孤軍奮闘を長く続けて疲弊したパターン。頑張っていても、誰も付いて来ず、気づけば独りという状態にみじめさを感じる。「こ

んなに苦労しているのに誰も応援してくれない」という空しさが離職につながるのだ。もし孤軍奮闘している部下を見つけた場合、まずは頑張りを認め、その後、早いうちに「単独で頑張らなくてはならない状況」を解消するのが上司の役目である。

「今日、僕に相談してくれたのは、彼女の最後のサインなのかも。もっと早く話を聞いてやればよかったかな……」と、財津がつぶやいた。

「そうだね。財津の場合は職種が違うけど、同じ病棟だから相談されたんだろうな。彼女の何気ない会話やしぐさの変化にも注意して、離職を未然に食い止められるといいね」

裴の言葉に財津がうなずく。

「よし、明日きちんとフォローしておこう。彼女は若いけど優秀だからな」

財津は口をきつく結んだ。

memo

職員は辞める前にサインを出す。上司は早めにその兆候に気づき、適切な声かけやこまめな傾聴によって離職を未然に防ぐことが大切

第2章

カリスマ医師は病院に必要なのか

「ミスを指摘できない」属人的経営に陥る落とし穴が…

「山本先生は腕の立つスーパードクターだぞ！」

財津の声が店に響いた。居酒屋「がんこ」は天井近くにある中2階の席に座ると、声が余計に反響する。負けずに立花が言い返す。

「だからといって、ナースに強く当たるのはどうかと思うわ！」

「手術中は集中しているから、ほかのことが目に入らないんだよ」

「でも、イライラしたからって手術器具を壁に投げつけるのは危ないわよ。その場にいた別のナースにもう少しで当たるところだったんだから」

山本信也医師は、現在、立花が勤務する新東京総合病院の消化器外科に勤めている。「手術が上手」

と評判で、高難度の手術をバリバリこなすカリスマ外科医として界隈では有名だ。実際に彼にあこがれて就職を希望する若手医師は後を絶たず、外科の入職者数が臨床研修制度の開始前の水準に戻ったほど。彼の手術を希望する患者は多く、県外からわざわざ飛行機でやってくるケースも珍しくない。

一方で、周囲のスタッフのミスには手厳しい。自分が思うように動かなかっただけでも、大声で怒鳴りつけ、時には暴言を発することもある。彼の指導に耐えられずに辞めた看護師は何人もいる。

また、山本医師は〝オレ流〟の手術・手技にこだわりを持っている。自動吻合器を院内で決められた数以上使用するのは日常茶飯事で、最新医療機器の購入を価格度外視でごり押ししたこともある。ことあるたびに「これも患者のためだ」と口にし、病院のルールを守るそぶりは見せない。

財津と立花が言い合っているところに、裴と今川が到着した。

「なんか険悪なムードだな。どうしたの？」

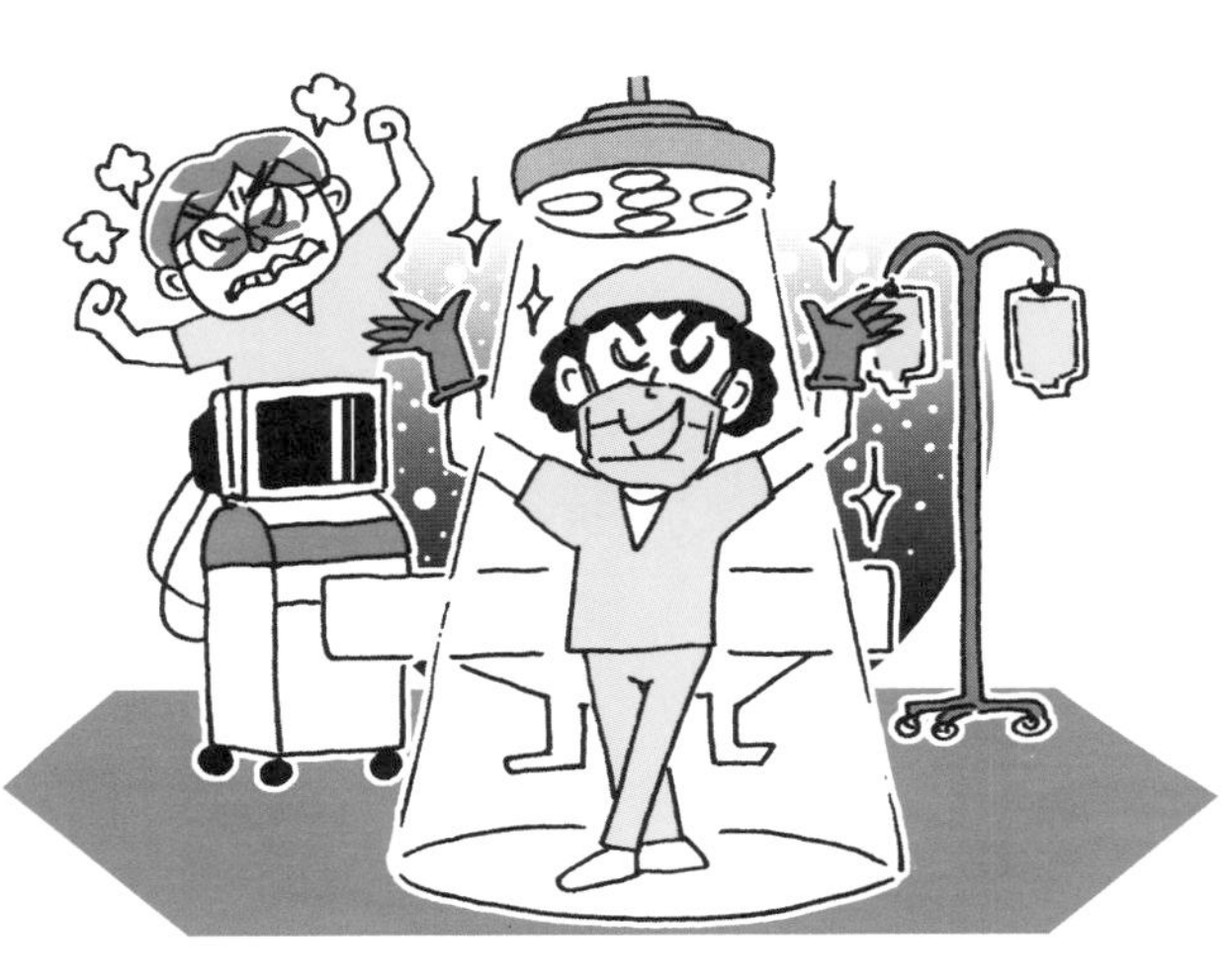

今川がジャケットを脱ぎながら2人を見た。

「山本先生っていうスーパードクターがうちにいるんだけど、周りのスタッフからすごく嫌われていて。腕が良ければ何をしてもいいのかって……」

立花の言葉が終わり切らないうちに、財津が口を開いた。

「それはある意味、外科医の習性だよ。それを知って、ある程度周りも合わせないと」

立花が財津をにらみつける。財津も強気な表情を崩さない。珍しく不穏な空気に驚いたのか、今川があわてて裴に水を向けた。

「ちょうど良かった、裴に質問。スーパードクター、つまりカリスマ医師は病院にとって必要なんですか。経営の観点から意見をよろしく」

裴は苦笑しながら話し始めた。

「カリスマ医師は病院にとって善か悪か……。よく聞かれるんだよね、これ。うーん、経営的に言えば、悪影響の方が大きいかも。カリスマ医師に頼るのは、いわゆる〝属人的経営〟の典型例だからさ」

「えー」

財津は不満そうな声を上げた。

「ちょっと待って。多分、山本先生は病院の売り上げに大きく貢献しているはずだぞ。山本先生がいなけりゃ、美希さんの病院が潰れちゃうかもしれないのに、どうして経営的に悪なんだよ。大体、『属

人的経営』って何だ?」

特定の職員に依存している職場は危険!

カリスマ医師は、確かに腕が良く患者も多く呼べる。しかし筆者の経験上、独自の世界観を持ち、妥協を許さない人が多いようだ。良い結果にこだわり、自分と合わない意見を排除することもある。結果を出しているだけに、「この医師がいないと病院は回らない」と周囲が思ってしまう。そうすると、院内のルールにその人だけの例外を作り、〝オレ流〟がまかり通ることになる。実はこの状況、病院にとって非常に危険だ。

今回の山本先生のケースで考えてみよう。手技を間近で見てスキルアップをしたい、意識の高い外科医にとっては楽園かもしれないが、看護師やその他のコメディカルにとっては必ずしもハッピーな職場環境ではない。「怒鳴り散らす」「自分の間違いを認めない」「他人の意見を聞かない」などの行動はパワハラに近い状況だ。こうした行動の結果、離職者が出るようであれば、人材育成、採用コストなどの面でマイナスになる（「パワハラ職員の対処法」は102ページ10章を参照）。

Keyword　属人的経営

属人的経営には、職員が組織のルールを無視した自分勝手な振る舞いをした場合に、経営陣が注意できないと、組織の規律が崩壊してしまう落とし穴があります。こうした環境が医療ミスにつながるため、大きな経営リスクになります。

さらに、この医師が抜けて本当に病院が回らないとすれば、その医師にもしものことがあったら、病院経営自体が傾く恐れがある。カリスマ医師を雇用し続けるために高額の給料を払い、それが病院経営を圧迫している可能性も考慮しなくてはならない。特定の職員に依存してしまう組織は、職場環境の保全という意味でもマイナス要素になり得るのだ。

このように経営自体が特定の職員に極度に依存すること、平たく言えば「その人がいないと回らない経営」を**属人的経営**と呼ぶ。この職員にもし問題があっても、経営に支障が出るという判断から、注意できない環境が生まれてしまい、今回のケースのように皆で決めたルールの前に特定の人のわがままが優先される組織ができるのだ。

権威ある医師にミスを指摘できるか

特に医療現場では、こうした「アンタッチャブルな存在」が経営の大きなリスクになり得る。それが医療ミスだ。カリスマ医師のせいで周りのスタッフが萎縮していると、ミスが隠される可能性が高まる。例えば、新人の看護師が手術で使ったガーゼをカウントし間違った場合、怒られるのが怖くて言い出せず、重大な医療事故につながるケースもあり得る。逆に、カリスマ医師が手術中にミスをした場合も、部下の立場からそれを指摘できない状況が生まれているかもしれない。

これは旅客機のパイロットから聞いた話だが、「旅客機の操縦かんを副操縦士に握らせた方が、安全に航行できる」という考え方があるそうだ。機長が操縦してミスをした際、権威の差から副操縦士がなかなか指摘できず、それが大事故につながる可能性があるからだという。

逆に副操縦士が操作していれば、機長は遠慮なくミスを指摘することができる。この話をそのまま医療に応用することはできないが、「権威が強い者ほどチェック側に回る」という考え方は非常に参考になるだろう。

カリスマ医師まで極端な状況ではないが、病院や診療所が属人的経営に陥るきっかけとして多いのが、1人の職員が業務を独占するケースだ。

例えば、レセプト請求の業務を特定の職員に一任している診療所は多いだろう。この職員がもし身勝手な振る舞いを始めた場合、辞められるリスクと引き換えにき

属人的経営がもたらすデメリット

(1) 不公平な待遇がもたらす周囲の職員からの不満
特定の職員に特別ルールを設けてしまうと、ほかの職員から不満が出やすくなる。それがきっかけで離職者が出る場合、その採用コストや教育コストがマイナスになる

(2) 経営的なリスクが増える
特定の職員に依存した結果、「彼（彼女）が抜けると組織が正常に回らなくなる」というリスクが生じる。また、雇用維持のために高額の給料を支払うことで経営を圧迫する可能性がある

(3) ミスを指摘できなくなる
特別扱いされている特定の職員を前に、周囲のスタッフが萎縮すると、ミスを指摘できなくなる恐れがある

ちんと注意ができるだろうか。

特定の職員にできるだけ依存しないようにする方法として、「暗黙知を形式知にする」という考え方がある。これは、マニュアルの作成や定期的な会議の開催によって、業務の内容を共有できる形にすることを指す。

このほかジョブローテーション、つまり人事異動も効果的だ。これは、部署や職場を変えるだけでなく、部署内での役割のローテーションも含んでいる。「引き継ぎ」という半強制的な形式知化のプロセスを踏ませることで、ノウハウをオープンにしていく。ジョブローテーションによって仕事を引き継いだ直後は、慣れない人が業務を行うので生産性が下がるかもしれない。だが、複数人が業務を担えるようになり、属人的経営のリスクから解放される。また、業務を引き継ぐ経験を積むことで、業務の整理の仕方や後輩への指導法が上達するという副次的な産物もある。

経営陣はこれらを駆使し、組織の手綱をしっかり握っておきたい。なお、属人化の対義語は「標準化」で、誰もがある程度業務をこなせるチームや組織を作る視点が重要になる。

「なるほど、スーパードクター自体が悪いわけではなく、その医師に頼り過ぎる、または好き勝手にさせ過ぎるのが問題なんだなあ」

おとなしく聞き入っていた財津がつぶやいた。

「もちろん、医療技術だけでなく、人間的にも優れたドクターはたくさんいるから、すべてには当てはまらないよ。でも、性格的に問題のあるスーパードクターがいる場合は、物言える経営陣がいざとなったら手綱を締められるようにしておかなければならないんだよ」

ビールグラスを傾けながら、裴が立花と財津の方をちらっと見た。

「患者が集まるスーパードクターなのに、スタッフが逃げ出しちゃうと〝スーパー〟とは言えないわね。患者からもスタッフからもスーパーであってほしいわ」

立花の言葉にうなずきながら今川が続けた。

「俺のクリニックでも、患者さんやスタッフが逃げ出さないように気をつけよう」

「今川くんは逆立ちしてもスーパードクターにはなれないわよ」

立花の言葉に4人は大声で笑った。

memo

特定の職員に依存し過ぎる組織では、経営的なリスクが高まる。いざというときに経営陣が手綱を締められる状況を確保しておくこと

第3章

「報連相」される上司とされない上司

声かけなどをし、報告のタイミングは上司がつくれ

飲み会が始まって1時間ほどがたった。いつの間にか、今川の恋愛トークが始まっている。

「いやぁ驚いた！ 受付スタッフが突然、卸の営業さんと付き合っている話をし始めたんだ。今川内科クリニック開設以来、スタッフが自分から恋愛話をしてくれたのは初めてなんだから」

彼女の了解を得て3人に経緯を話している今川は大興奮している。

「今川には一向に彼女ができないけどなあ」

「やかましい！」

指摘した財津の肩を、今川がグーで殴った。

「しかし、こういう恋愛話を院長である俺に教えてくれるなんて。『社会人は報告・連絡・相談だ』って言うけど、ここまでは求めてないよ。はっはっは」

「最近の若い子は、報連相が苦手だからな」

　財津が笑いながら「うんうん」とうなずく。

「うちもそう。新人がきちんと報告しないもんだから本当に困ってるのよ……」

　立花の顔は少し曇っている。

「私が新人だった頃は右も左も分からないから、先輩に細かいところまで報告したものよ。逆に先輩から『もうそんなに報告しなくていいから』って言われたくらい。はぁ、新人たちが何を考えているのか分からない」

「深刻そうだね。何かあったの？」と裴が聞くと、

「ついこの前、うちの病棟に配属された新人なんだけど……」と、立花が語りだした。


　立花が働く新東京総合病院は今年、新人看護師が20人入職し、そのうち3人が立花の病棟に配属された。先日、入院中のある女性患者が予定されていた重要な

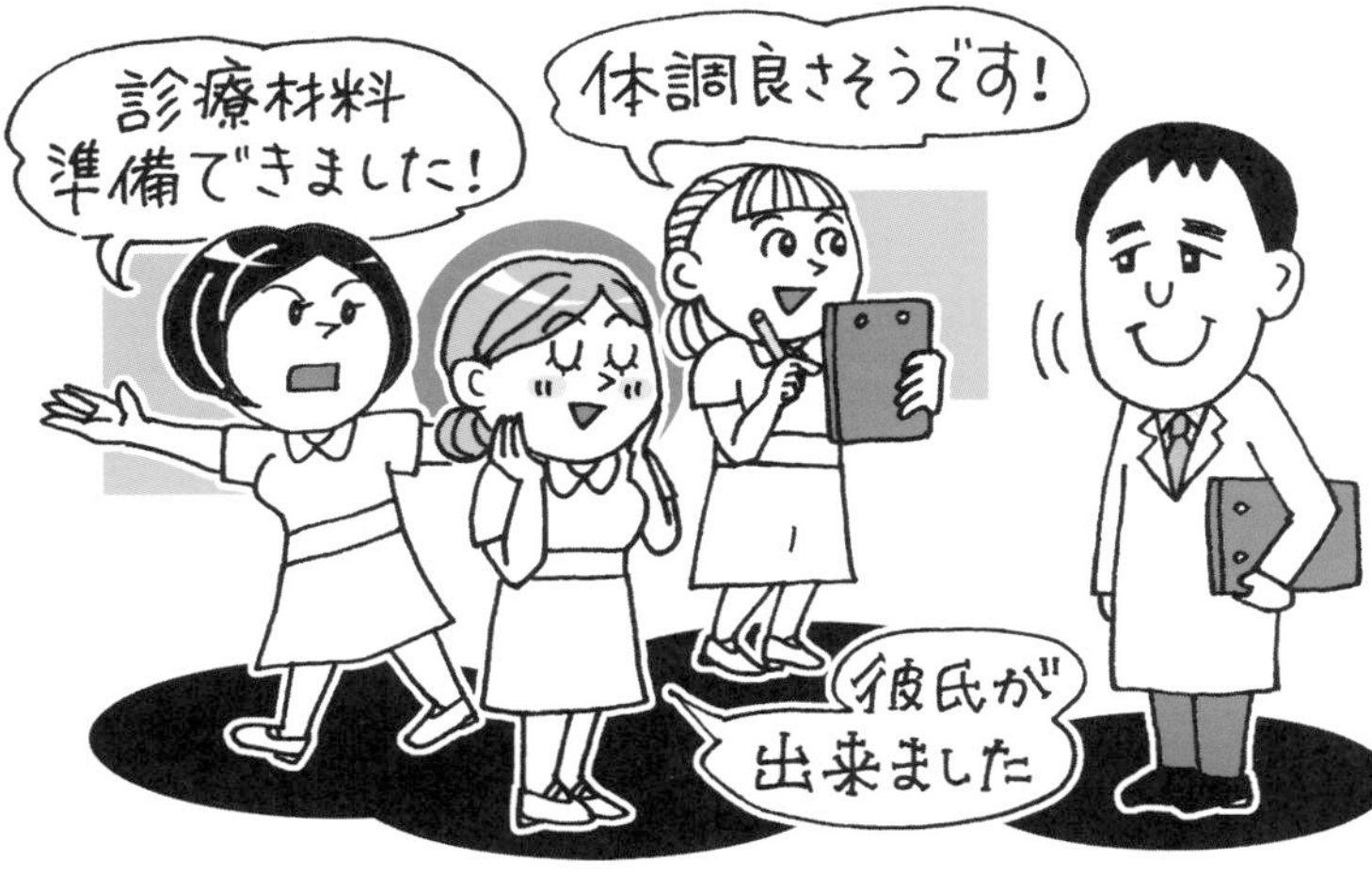
診療材料
準備できました！
体調良さそうです！
彼氏が
出来ました

検査の直前に外出するという事件が起きた。2時間ほどで戻ってきたため検査時間をずらして事なきを得たのだが、その外出現場をある新人看護師が見ていたにもかかわらず報告しなかったようだ。

患者はその新人に、「自宅に取りに行きたい物がある。ここから近いし、検査の前には戻るから」と言付けたようだ。しかし、検査の時間になっても姿が見当たらないため、病棟ではちょっとした騒ぎになった。患者によると、自宅に着いたところにちょうど近所の人が通りがかったため、おしゃべりに夢中になり、病院へ戻るのが遅れたとのことだった。

立花は「何で誰にも言わなかったの？ もし検査に備えて患者が絶食していて、それが原因で院外で体調不良になったりしたら大変なことよ」と問い詰めた。それに対し、新人は困ったような顔で「『すぐに戻るから』とおっしゃっていたので……。担当ナースも知っていると思っていました」と答えた。


「うーん、これはコミュニケーションに問題ありだな」

財津がつぶやく。

「私、朝礼でいつも口を酸っぱくして『報連相は徹底しなさい』って言っているのに。なぜ部下はできないのかしら」と、立花は残念そうにしている。

「これは部下だけの問題じゃないかもしれないよ。部下に報連相をさせるには、上司の美希さんがそのような職場環境をつくらなくてはいけないんだ」

裴が立花を見て言った。
「えっ、私はいつも事あるごとに報連相の重要性を説いてるわよ」
立花は目を丸くして裴の方を向いた。

部下はなぜ報告を控えるのか

報連相（報告・連絡・相談）は、組織の基本的な要素だ。組織は上司の指示・命令と、部下の報連相で動いている。報連相がスムーズな組織は、情報共有が円滑で意思決定が早い。結果、生産性が上がる。一方、報連相がうまくできていない組織は、仕事のミスや無駄・重複が増える。忙しい割には業績が上がらない部署を想像してもらえばいいだろう。

報連相がうまくいかないと、上司はつい「部下が何も言ってきてくれないからだ」と、部下の責任にしがちだ。しかし報連相がうまくいくかどうかはほぼ100%、上司次第である。

では、なぜ部下は報連相をしないのか。いくら新人でも、報連相の大切さは研修などを通じて理解しているはずだ。しかし、部下は上司よりも経験が浅い。そのため、上司に何を報告すればいいのか、どのタイミングで相談すればいいのかが分からないだけなのだ。また、

Keyword　報連相（報告・連絡・相談）
報連相が活発な職場環境をつくるには、上司の指示・命令が一貫していること、上司が報連相を受ける余裕を見せること（そのためには自分の業務を早めに終わらせること）などが必要です。部下に「何か困ったことはない？」と積極的に声をかけるのもよいでしょう。

当初は部下がきちんと報告しても、それを受けた上司の指示が報告内容を無視するような事例が続くと、「報告しても意味がない」「報告を控えよう」という感情が芽生えてしまう。「報連相の大切さ」をお題目として説くだけでは意味がない。部下が自然に報連相できる職場環境にするのが上司の役目だ。

例えば、上司が忙しい雰囲気を出し、部下からの相談に投げやりに対応していると、部下は「こんなことでは相談してはいけないのだ」「相談のタイミングが悪かったのかもしれない」と感じ、その結果、萎縮して報連相が減る。上司のスケジュールに余裕がないのもNGだ。上司は自分の仕事を早めに終わらせ、部下が話しかけやすい〝隙〟を意識的につくり、相談に応じなければならない。

「報連相されない上司」のチェックリスト

- □ 「相談してね」と言いつつ、いざ相談を持ちかけられても投げやりな対応しかできない
- □ 「何事も経験だから」と仕事を押しつけるが、あまりフォローしない
- □ 自らの仕事のスケジュールに余裕がない
- □ 指示する内容がコロコロと変わる
- □ 気分にムラがあり、不機嫌な対応を取ることがある
- □ 自分とさらに上の役職者との間で、信念や価値観、部下への指示内容が大きく異なっている
- □ 部下の努力を自らの手柄として上へ報告する

このうち1つでも該当する場合、部下から「報告・連絡・相談をしにくい上司だ」と思われている可能性が高い

「思い返せば、私、あの日はすごく忙しくて、バタバタしていたかも。『部下が話しかけやすいような〝隙〟をつくらなくてはいけない』というのは納得だわ」

「確かに、うちでも緊急の用件なのに診療時間が終わるまで報告できなかった職員がいるよ。美希さんのように新人のときから積極的に報告できるタイプもいれば、タイミングを逸しちゃう人もいるんだな」と、今川がうなずきながら言った。

「その部下は、上司や先輩に気を使っているわけだから、責めるべきではないよね」

裴は話を続けた。

メールでの報告には必ず返事を書く

業務の中で、「上司に報告できるタイミング」を部下が的確に判断して見つけるのは難しい。そこで、上司が報連相の場をつくることも重要。自分の仕事の区切りが付いた時点で、部下に「何か困ったことはある？」と声かけするのだ。例えばクリニックの外来では、医師は診療時間中、診察室にこもりきりになる。患者を呼ぶ際にあえて診察室を出て、職員に声をかけることで報連相の場をつくる手もある。

また、部下からの報連相がメールやメモ書きなどの文章で来る時がある。この際は、短い文章でもよいので必ず返事を伝えることをお勧めする。今すぐに判断できない場合も、後で考えて連絡する旨を伝えた方がよい。文章による報告に対しては、まず部下に読んだことを伝えないと、「私に関心がないのではないか」と気をもませることになってしまう。部下と円滑にコミュニケーションを取るには、「いつも気にかけていること」を伝え続ける必要がある。

朝礼などで報連相の重要性について説く際は、具体的な「報連相のやり方」について説明したい。報告は基本的に簡潔明瞭である方が無駄な時間を減らせる。その目安を部下に示すのだ。例えば、口頭なら1分間で収まる範囲。文章にすると結論が50文字、理由が3つあるとして50文字×3＝150文字、合わせて200文字くらいが手ごろだろう。どうしてもダラダラと報告してしまう部下に対しては、「事前に伝える内容を箇条書きにすること」「結論と理由（3つまで）を心がけること」を伝える。

ダラダラ報告を防ぐ「簡潔な報告」の目安

結論	理由	理由	理由
50文字以内	50文字以内	50文字以内	50文字以内

・結論と理由（3つまで）で、合わせて200字以内に
・数値、固有名詞を入れて正確に伝える
・形容詞は少なくして客観的に
・口頭なら1分以内が目安

その上で、このように簡潔明瞭にまとめた内容であれば、上司が忙しいときでも報告してくれて全く構わないと伝えれば、部下も報連相をしやすくなるだろう。

「話を聞いていると、私の職場環境のつくり方がイマイチだったのかも。ちょっと反省」

立花がしょんぼりしているのを見て、

「完璧な上司はいないよ。上司も悩みながら成長するんじゃないの？」と今川が立花を励ました。

「そう言っている今川も、恋愛話は知らされても、本来報告すべき業務を伝えられないことが少なくないんじゃない？　逆にプライベートなことは話さない方がいいよね、おしゃべりの今川院長には！」

財津の言葉で立花がにっこり笑った。

「おしゃべりじゃないよ〜、単に、隠し事ができない正直なだけだよ」

今川の明るい声が店内に響いた。

memo

報連相の多い職場環境は上司自らがつくる。仕事の区切りが付いたところで部下に声をかけ、自ら報連相のタイミングをつくり出す

第4章

そもそも患者ってどう増やすの？

医療機関の診療圏、患者のニーズを的確に把握する

日曜の朝、裴が喫茶店「ボレロ」に到着すると、既に今川は奥のテーブルにいた。真剣な顔でノートパソコンとにらめっこしている。

「どうしたんだよ、急に呼び出して」

「おっ、裴！ 悪いな、休みの日に。まあ、座れよ」

今川がメニューを広げながら飲み物を勧める。

「こっちが呼び出したんだし、おごるよ。何飲む？」

「じゃ、アイスコーヒーで。それで、相談って何だよ」

「それがな、今川内科クリニックのことでさ……」

パソコンの画面を見せながら今川は話を始めた。

今川は、生活習慣病の治療がメインの内科診療所「今川内科クリニック」を開業して半年たつが、いまだに経営が軌道に乗っていない。月別の収支は、良くて売り上げとコストがトントン、赤字が大きい月もある。

原因は明白。当初の予定通りに患者が集まっていないのだ。しかし、今川の診療技術に問題があるわけではなく、患者からのクレームもこれまでほとんどない。診療所の立地が駅から近いこともあり、開業前の診療圏調査では「開業半年後には1日54人の患者が来る」と予測されていたが、現実は1日20人程度だという。

1日50人近くの患者が来ることを見込んで少々割高なテナント料を支払い、駅から近い場所で開業したのだが、完全に目論見が外れてしまった。なぜ患者が集まらないか分からず、今川は悩んでいるようだ。

「なるほど、これは死活問題だ。まあ、開業後はすぐに

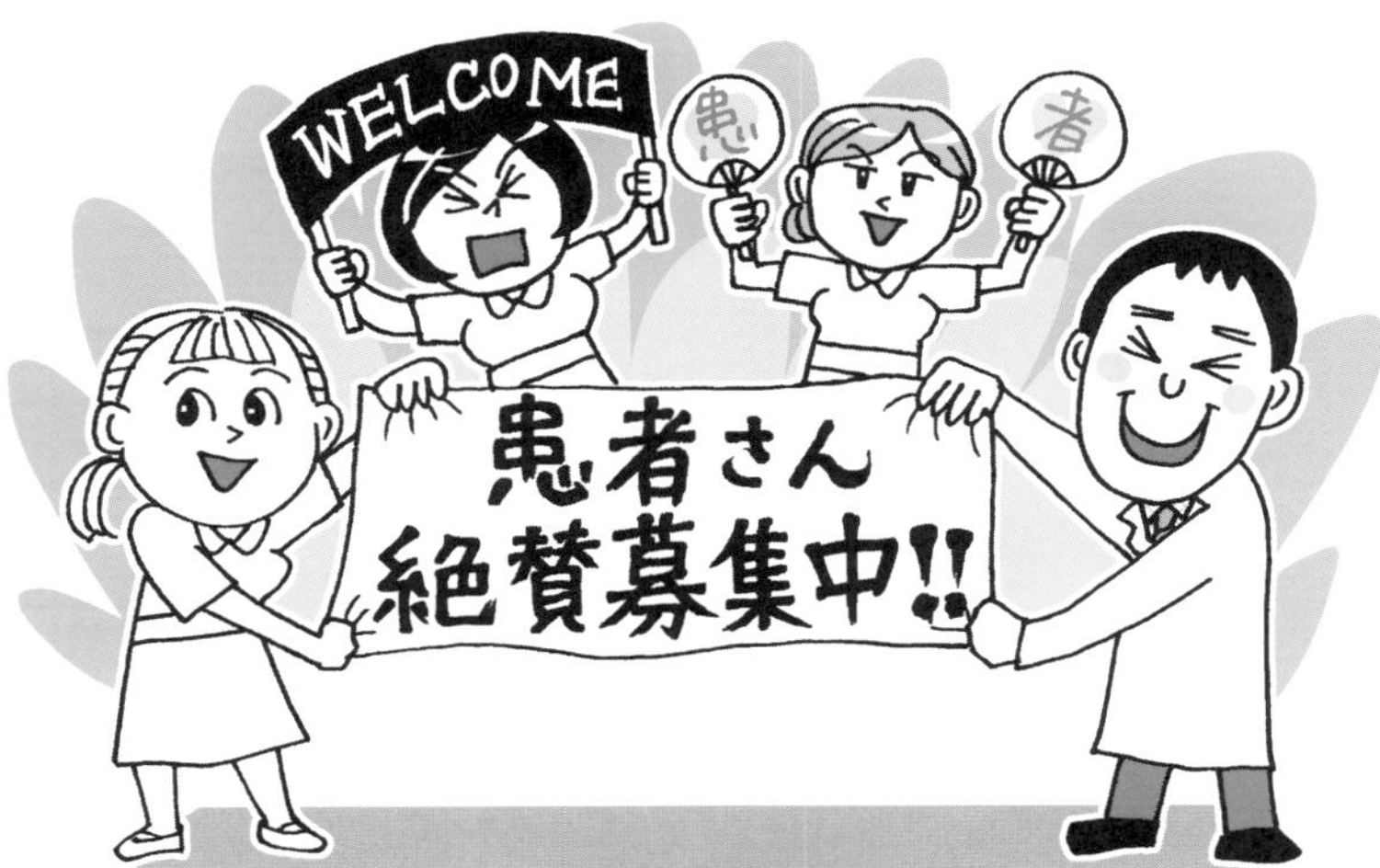

軌道に乗らないものだけど、経営者としたら気が気でないね」

収支のグラフを見ながら裴がつぶやく。

「ああ。病院に勤務しているときは、努力しなくても毎日が目の回る忙しさだったし、開業してもすぐに患者でいっぱいになると思ってたよ」と、今川はため息をつきながら、冷めたコーヒーをすすった。

「学生時代はもちろん、病院勤務医をしていても医療機関の経営に触れる機会なんてないもんね……。では、診療所の経営の基礎から話そうか」

裴は画面に映ったデータを指さしながら、今川に解説を始めた。

どこから患者はやって来るのか

医業収益（医療機関の売り上げ）は基本的に「患者数×患者単価」で決まる。これが人件費などの「経費」の合計を上回れば利益になる。開業当初は、患者数が安定するまで多少の赤字を覚悟する必要があるが、半年から1年たつ頃には黒字化のメドを付けたいところだ。

黒字化のためには、患者を増やすか患者単価を上げなければならない。患者単価を上げるには、内科であれば検査が必要な患者の割合を増やしたり、ある程度の重症患者を診るなどの方法があるが、開業直後の場合は、まず患者数を増やすことに注力するのが基本だ。

患者を増やす場合、まずは診療所のマーケットを考える必要がある。これを「診療圏」と呼ぶ。開業地を中心として、半径0.5～1㎞を徒歩圏、1～2㎞を徒歩・自転車圏、1.5～3㎞を自転車・自動車圏などと設定する。都市部の一般的な内科であれば徒歩や自転車による来院がメインとなり、郊外なら自動車が主な来院手段になるだろう。

この診療圏内の人口を基に、都道府県別受療率（厚生労働省が「患者調査」として3年に1回結果をまとめている）を掛け合わせると、その診療圏内の1日の推定患者数が割り出される。「患者調査」では傷病大分類別に受療率が示されているため、大まかな疾患別に1日何人の患者が地域で発生しているかが分かる。

診療圏をより正確に設定するなら、診療科や競合医療機関を考慮するとよい。専門的な診療（白内障手術や内視鏡検査など）を行うケースで、近隣に競合医療機関が少ない場合は、患者が遠方からでも来るため診療圏は広がる。一方、近隣に同じ診療科の医療機関がある場合は、立地や営業時間、医師の診療姿勢・年齢・専門性などを加味し、患者をどれくらい分け合えるか検証する。また駅から近い場合は、通勤途中に来院する人なども候補になる。

なお、このような診療圏調査は、開業場所を選ぶ際に行うのが普通だ。開業後であれば、患者アンケートなどで住所や交通手段、来院のきっかけを聞き、分析できる。

「それで、開業前の診療圏調査がこのデータだね。1日に54人か。それに比べると、今の患者数は確かに少ないな」

「診療圏調査なんて、開業前にチラッと考えただけだったよ。……お恥ずかしい」

今川はぽりぽりと頭をかく。

「診療圏調査はあくまでも開業前の予想だから、そこまで気にする必要はないと思うよ。慰めになってないかもしれないけど」

「なってないよ！」

今川の素早い返しに、裴は苦笑しながら説明を続けた。

2種類ある「患者が集まらない理由」

診療圏調査通りに患者が来ていないという状況は、大きく2つに分類できる。**「初診患者が少ない」か「再診患者が少ない」か**だ。もちろん両者が複合しているケースもあるが、それぞれの状況に応じて対策は異なる。

まず、初診患者を思うように集められていない場合。これは診療所の広告が不十分であ

Keyword 患者が集まらない2つの理由

初診患者が少ない場合、広告・広報が不十分で患者に認知されていなかったり、患者のニーズと診療所の運営形態がミスマッチである可能性を疑います。一方、再診患者が少ない場合は、患者サービスに問題があるか、再診につなげる取り組みが不足している可能性があります。

るか、そもそも診療圏調査や競合分析に誤りがあった可能性を疑う必要がある。

ターゲットとする患者のニーズに対して、診療所の運営体制がマッチしていない可能性もある。例えば、駅から遠く、幹線道路沿いにある診療所を考えてみよう。多くの患者は車で来院するはずだ。この場合、駐車場に停められる台数が少ないと、一定以上の患者は望めない。

今川内科クリニックは駅の近くにあり、生活習慣病の治療を掲げている。メインターゲットは、会社帰りのビジネスパーソンや近隣に住む住民の患者が想定される。そのため、まず駅や大通りに広告を出して知名度を高めたり、仕事終わりに通院できるよう診療時間を遅めに設定するのも一手だろう。

患者が来ない原因を細分化すると…

初診患者が少ない

【原因】
- 広告が不十分(患者から認知されていない)
- ウェブサイトなどで得意分野をPRできていない(患者から選ばれない)
- 患者のターゲットと運営体制がミスマッチ(ビジネスパーソンの受診を多く見込んでいるのに、午後5時に診療を終えるなど)
- 診療圏調査・競合分析が誤っている(そもそも地域に患者が少ない、近隣に強力なライバルがいるなど)

再診患者が少ない

【原因】
- 患者サービスに問題がある(受付の対応が悪い、医師のコミュニケーションが不十分、院内が暗い・汚いなど)
- 再診につなげる取り組みができていない(次回受診の勧奨が不十分・あいまい、受診を中断した患者に連絡をしていないなど)

「うちは週3回、夜8時まで診療しているよ。スタッフを確保するのが大変だったけど、そこは俺のこだわりでさ。しかも、『遅くまで診療している』ことは、最寄り駅の広告でも前面にアピールしているんだよ」

今川が胸を張る。

「それはいいね。確かに、患者数のグラフを見ると、初診患者は毎月コンスタントに確保できているようだ」

「となると、問題は再診患者か……」

「生活習慣病の患者が、途中で来なくなるケースって最近あった？」

今川がじっと考え込む。

「そういえば、この前あったような気がするな。なんでだろう。通うのが大変で、近くの開業医に移っちゃったのかな」

「今川、失礼だけど、ちゃんと診療してるのか？」

「ちょっと、ホントに失礼だな！　こう見えても15年近く最前線で働いて難しい症例も診て、最新の医療知識も持っているという自負があるんだけどな」

「ごめんごめん、そう言う意味の〝ちゃんと〟でなく、患者のニーズに〝ちゃんと〟応えているのかっていうこと」

「え、患者のニーズ？ それって、良い医療を受けることじゃないの？」

患者は医療技術を求めてない？

下の図を見てほしい。日本医師会総合政策研究機構（日医総研）が2022年5月に公表した「日本の医療に関する意識調査　2022年臨時中間調査」の結果だ。この調査の中で、「かかりつけ医がいる」と答えた人に対し、「その医師をかかりつけ医としている理由」を聞いているのだが、その結果が興味深い。

図　かかりつけ医としている理由（n=642、複数回答）

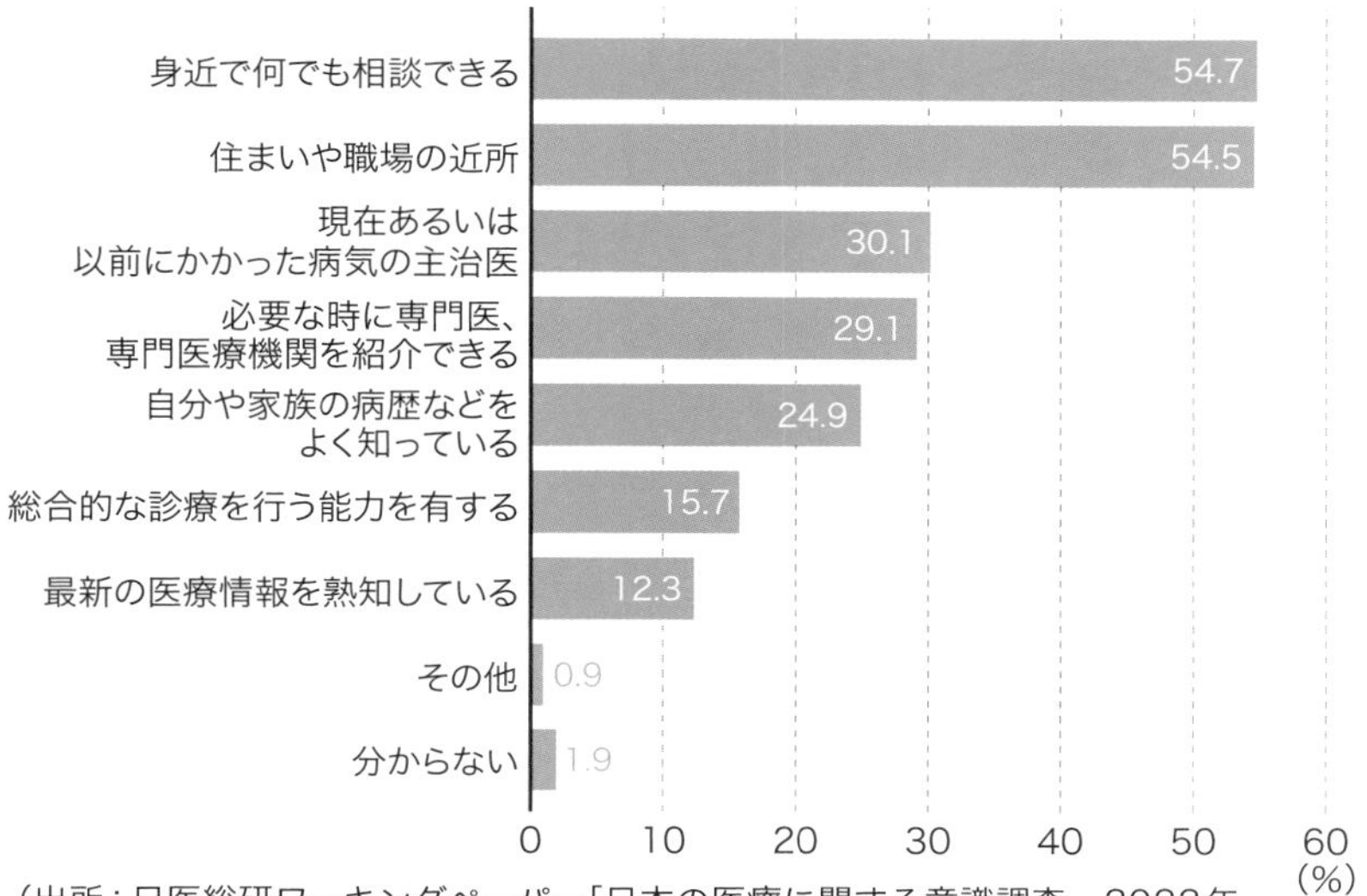

（出所：日医総研ワーキングペーパー「日本の医療に関する意識調査　2022年臨時中間調査」）

2位の「住まいや職場の近所」という利便性に関する答えと僅差だが、「身近で何でも相談できる」という、コミュニケーションに関する答えが1位となっているのだ。しかも、同回答の割合は高齢になるほど高い傾向にあった。一方、「最新の医療情報を熟知している」「総合的な診療を行う能力を有する」といった回答割合は低いことが分かる。

「患者とのコミュニケーションが大切」と言われて久しいが、医師が考える以上に患者はコミュニケーションを重視しているようだ。医療技術は高いがぶっきらぼうな医師より、医療技術は平均でもコミュニケーション能力が高い医師の方が好まれる傾向にある。初診患者をある程度集めているのに再診患者が少ない、つまり患者が定着していない場合は、医師の診療態度を見直すべきかもしれない。電子カルテの画面ばかりを見て患者を見ない医師も不満足の原因としてよく聞かれる。

加えて、受付職員の接遇が悪かったり、雰囲気が暗いなど、診療所全体の患者サービスが不十分である可能性も疑った方がいい。生活習慣病の患者は、長期間来院することになる。医師がしっかり向き合い、生活背景なども理解して健康のアドバイスをしてくれる診療所や、待ち時間中も気持ちよく過ごせる診療所に通おうと患者が思うのは自然な発想だ。

「コミュニケーションか……」

今川は腕組みをしたまま考えている。

「開業したばかりだし、誤診だけはしたくないと思って、細かいことまで強い口調で聞いていたかもしれないなあ。それに、丁寧に生活指導をしたいあまり、俺ばかりが話して患者の話をよく聞いていなかったのかも」

「聞く時間と話す時間の割合は、7対3が理想だといわれているんだよ。自分より相手に少し多めに話させることができれば、相手は心地よく感じるという研究もある。医療技術は間違っていないんだからさ、『よく相談に乗ってくれる』という評判が広がれば患者も集まってくると思うよ」

「7対3か。明日から意識するぞ。しかし……、やっぱり院長たるもの経営のことも知らないとな。これから本屋に経営書を買いに行くから、お勧めを教えてくれない？」

「おお、やる気まんまんだね～」

今川は伝票をつかんで、勢いよく席を立った。

memo

患者が集まらない原因には「初診が少ない」「定着しない」の2パターンがある。原因を分析して、それぞれに合わせた対策を立てる

第5章

冗長な理念は捨ててしまおう

ミッション・ビジョン・バリューを共有せよ

小雨の中、裴が居酒屋「満月」に入ると、立花もちょうど店に入ったところだった。

「結構遅れちゃった。2人はもう店に入っているのかな」

「多分ね。あ、いたいた」

奥の座敷では、財津と今川がなにやら話し合っているようだ。深刻そうな顔の財津に対して、今川はへらへらと笑っている。

「ほう、それでスポーツジムに通い始めたと……。遠回りだなぁ、うん。それは遠回りだよ」

今川の声はよく通る。財津は恥ずかしそうにしている。

「お待たせ。ねぇねぇ、何の話してるの?」と、立花は興味津々だ。

「財津がスポーツジムに通い始めたんだけど、何でだと思う?」

今川がニヤリと笑った。

「僕の話はいいからさ」と言いながら、財津は立花と裴のために席を空けた。

「そう言われると気になるじゃん。教えてよ」

「壮大なプロジェクトを背負ったんだよ。な、財津」


話を聞くとこうだ。財津が勤める東京セントラル病院は、「組織一体化プロジェクト」を立ち上げた。財津はそのプロジェクトリーダーに抜擢されたのだ。診療科が増え、さらに新人職員が入職したタイミングで、組織のまとまりを追求する院長の一声で始まった。

財津の所属する消化器外科のまとまりは比較的良い。それを広めるだけだから、難しい話ではないだろう、と踏んでいた。そこで、他科の幹部職員にインタビューしたところ、病院のあり方、部下の教育方針、医療提供の考え方などが予想以上にバラバラだったのだ。

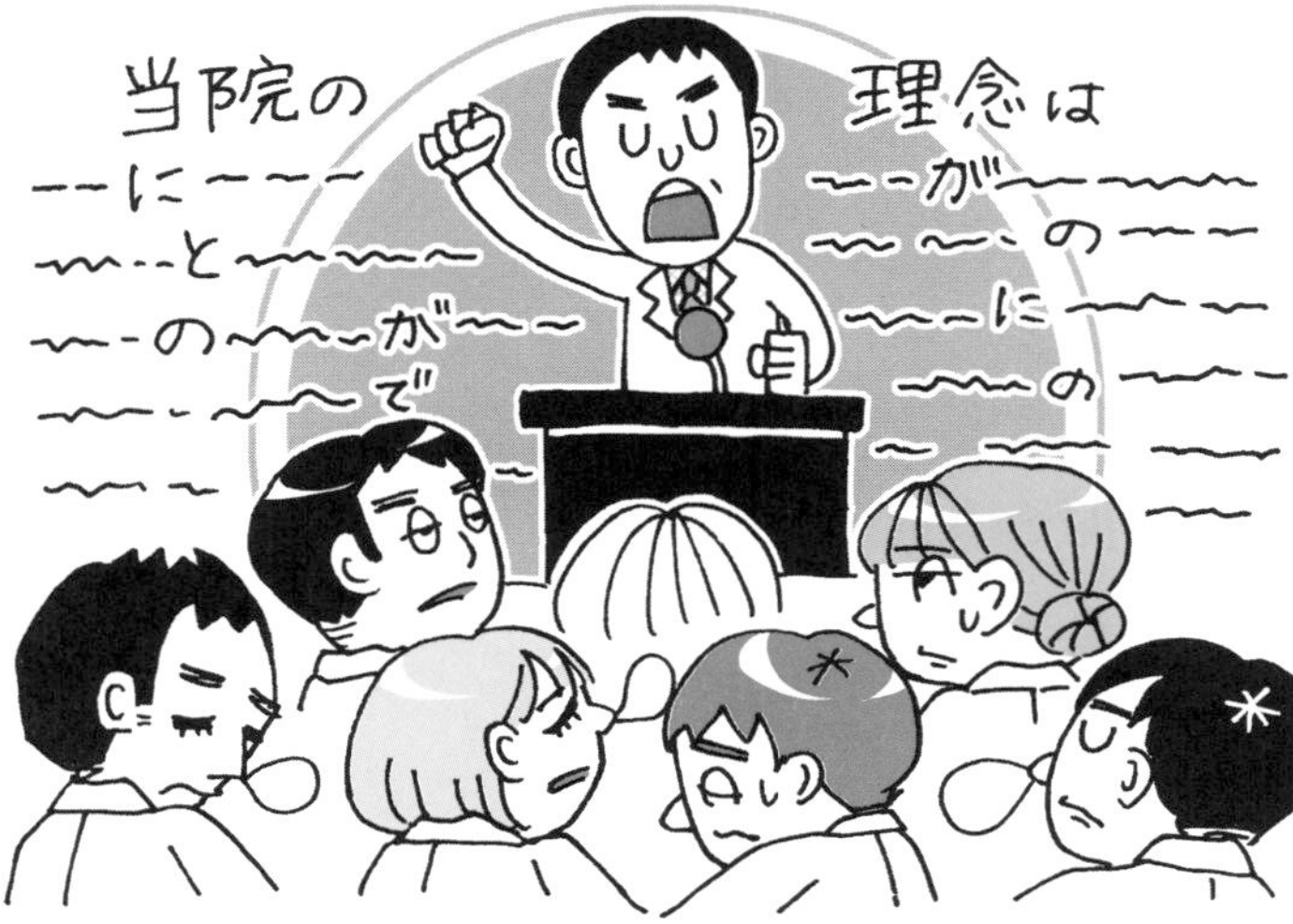

循環器科部長は、「病院とは幅広い医療かつ最先端の医療を提供すべきだ。そして医療職は、先輩の後ろ姿を見て学ぶもの。手取り足取り教えても、自分で学ぼうとしなければ身につかない」という持論があった。耳鼻科部長は「最先端医療よりも日常診療をこなすことこそ地域のニーズ。組織はきちんとヒエラルキーをつくり、徒弟制度を整備すべきだ」と言う。さらに整形外科では「病院なんて結局は個人事業主の集まりだ。部下の教育も放任主義で行っている」と話した。どれも一理あるが、組織として方向性が統一されていないことは明らかだった。

財津が病院入り口に掲げてある組織理念を見ると、こう書いてあった。

「私たちは、患者様を大切にして、安全と安心のための質の高い医療を提供し、地域社会の健康長寿を目的に総合ライフケアを目指します。福祉、医療、予防医療の発展に努め、健康の環境づくりに努めるとともに、患者様のプライバシーに配慮し、個人情報の保護に努めます」

一見、問題のない経営理念に見えたが、予防医療の発展と個人情報保護が並列関係で記述されているなど、ちぐはぐ感がある。そこで財津は事務長に「誰が作ったのか」と尋ねた。すると、彼は恥ずかしそうに「いやぁ、十数年前に『地域医療の発展』とだけ書いてあったのを、院長から『もっと重厚な内容にしてよ』と言われたので、私が作りました」と答えた。「総合ライフケアとは何でしょうか」

と聞くと、「私も分かりません。そんなこと書いてありましたっけ？」とあっけらかんと答える始末だ。

職員に理念の感想を求めると「普段、意識したことがない」という回答が最多だった。これはまだ良い方で、「うちには理念がない」「理念って意味あるの？」などと否定的な人も相当数見られた。理念をすらすらと暗唱した後、「あ、ごめんなさい、これは前の病院の理念でした」と言った職員も……。財津はまさにお手上げ状態に陥っていたのだ。

「なるほど、これほどバラバラな組織を1つにまとめるなんて。肩の荷が重いね」

「組織をまとめるための理念があってないようなものだもんな」

立花も腕を組んで考え込んでしまった。

「それならゼロから理念を作ったら？」

「えっ！」

裴の言葉に3人が同時に驚いた。

「組織に浸透していない理念なんて意味がないよ。理念って組織のあるべき姿のことだけど、その姿があいまいだから考え方もバラバラになるんだ。それならいっそのこと皆が納得いく目標や理念を作ってみたらどうかな」

裴が唐揚げをつつきながら話を始めた。

理念を作る過程で組織を1つに

理念を作る際は、まずトップダウンにするかボトムアップにするかを考える必要がある。これは、病院という大きな組織だけでなく、部門やチームなど小規模集団にも当てはまる。トップに明確な考えがあれば、トップダウンで院長や理事長の思いを理念に落とし込めばいい。今回は、トップの意識が低そう、または迷っている、そして「組織一体化プロジェクト」の一環で行うため、ボトムアップで作成する方法を考えよう。よく取る手法はこうだ。

まずマネジメント層（院長、看護部長、事務長、診療科長など）に集まってもらい、「どのような病院にしたいのか」「どの方向に行こうとしているのか」について自由にディスカッションする。出た意見をホワイトボードに書き、必要に応じて追加質問をして内容を掘り下げる。板書した内容からキーワードを抽出してまとめると、さらに独創的なアイデアが出てくる。

次に、現場職員を集めて同様の話し合いをする。人数が多い場合は幾つかのグループに分けて行う。グループは、多職種で構成する方がよい。このディスカッションを通じて、職員間のコミュニケーションが活発になり、彼ら自身が病院のあり方を考えることでキャリアプランを明確にしていく副次的な作用があるからだ。いずれのステップも、外部のコンサ

Keyword ミッション・ビジョン・バリュー
社会的使命、目指す将来像、価値観・行動指針の3要素が、組織のあり方を形作ります。この3要素をメンバーで共有することが一体感の醸成につながります。個々のプロジェクトを遂行する際にも、3要素の明確化・共有が成功への近道となるはずです。

ルタントなど第三者が司会進行をする方が、組織内の変なしがらみが絡まずスムーズに進む。

次に、集約した現場の意見を経営層に聞いてもらう。「現場の意見」は、第三者を通じて聞くと客観性が増して受け入れやすくなるため、「職員による合同発表」のような形はあえて取らない。その上で、経営層の考えた内容とすり合わせて1つの理念に仕上げていく。もちろん、最終的な文言や言い回しはトップが「えいや」と決めることも多い。

以上のプロセスにはポイントが2つある。1つは、理念を自分たちで作り上げていったという「我がこと感」、もう1つはその過程が全職員に「見える化」されていることである。この2点で理念がぐっと身近なものになるのだ。

経営学者のピーター・ドラッカーの言葉に、「**ミッション、ビジョン、バリュー**以外は全てアウトソースできる」というものがある。ミッションは「社会的使命」、ビジョンは「目指す将来像」、バリューは「価値観・行動指針」と訳され、組織のあり方の根幹を成す。このドラッカーの言葉は、「ミッション、ビジョン、バリューの3つだけは内部で作らなくてはならない」ということを表している。理念がないと、次のような理由で職員のモチベーションが下がる。

●職員が何のためにここで働いているのかが分からない

⬇ミッションがないことによる存在意義の喪失

●この病医院がどうなっていくのかが分からない

➡ビジョンがないことによる将来性・夢の喪失

●何を判断の基準としていいのかが分からない

➡バリューがないことによる判断基準の喪失

組織のあり方を構成する3要素

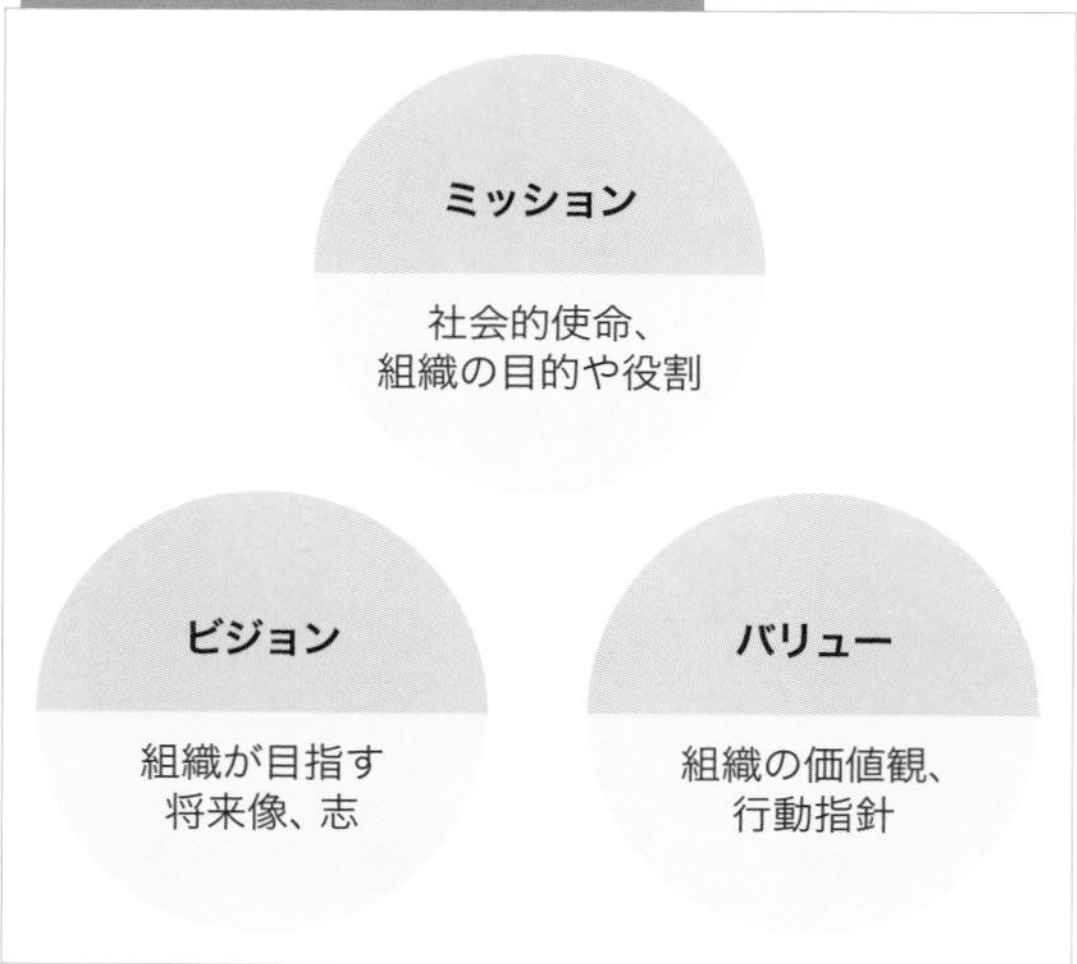
ミッション
社会的使命、
組織の目的や役割
ビジョン
組織が目指す
将来像、志
バリュー
組織の価値観、
行動指針

理念を公表している企業とそうでない企業を比べると、理念を公表する企業の方が業績が良いという。「たかが理念」だが「されど理念」なのだ。

「ミッション、ビジョン、バリューという考え方は、理念という大きな話だけでなく、ちょっとしたプロジェクトの目標設定にも当てはまるんだよ」

「大事なのは、この3点を組織やプロジェクトのメンバーが共有しておくことなのね」

立花の言葉に皆がうなずいた。今川が体を乗り出してきた。

「財津、お前にリーダーシップが足りないんじゃないんだよ。体鍛えるとか、そんな話じゃないんだよ」

立花が驚いて財津を見る。

「え？　まさか財津くん、リーダーを任されたから、ジムに通い始めたの？」

「ああ、『人をまとめるリーダーの資質』を突き詰めた結果、やはり見た目も大事で、だらしない身体ではなく威厳を持たせることが大切だと思い、筋トレに行き着いたというわけだ」

「そう……」

「実は筋トレの前にもう1つ話があってな。重厚感を出すため、2週間ひげを伸ばしてみたんだが、全く似合わなかったらしい」

財津は恥ずかしそうにまた下を向いてしまった。

memo

組織の一体感を醸成するためには、理念を明確に。その上でミッション、ビジョン、バリューの3要素をメンバーで共有する

Coffee Break

増える「出世したくない症候群」の若者たち

管理職になりたがらない若手が増えているらしい。

人材関連企業のマンパワーグループ（株）（東京都港区）が2022年に発表したアンケート結果（1）が興味深い。20〜59歳の一般企業に勤めるビジネスパーソンの男女400人に実施した調査の結果では、約6割が「管理職になりたくない」（59・8％）と回答。「どちらかといえばなりたくない」（26・5％）を合わせると8割超に上った。男女別では、女性の方が「なりたくない」（66・0％）と回答した人の割合が男性（56・4％）に比べて高い傾向となっている。

恐らく医療機関も例外ではないだろう。特に女性の多い職場であるため、管理職キャリアの忌避割合はより高いかもしれない。なぜ医療機関では管理職になりたがらない、「出世したくない症候群」の医療職が多いのだろうか？

その理由としてよく耳にするのが、「管理職をしている上長・先輩が楽しそうではない」という意見だ。仕事のキャリア決定におけるロールモデルは重要である。そのモデルが身近にいればいるほどモチベーションも保ちやすい。逆に、身近な先輩や上長が仕事を嫌々している姿を日々見ることが多いと、部下は近未来の自身の姿を重ね合わせてしまい、モチベーションコントロールが難しくなってしまうのは想像に難くない。

医療職が管理職になるということは、得意としてきたプレーヤーとしての仕事の割合が減り、責任も増えて楽しくないのかもしれない。しかし、多くの部下を動かしてプレーヤーとしてはできなかったより大きな仕事ができるようになり、給与なども上がって、より充実した人生を実現していくチャンスであるのも間違いない。また、管理職は〝組織の関節〟とも例えられる。ヒトでは関節がスムーズに働き、かつ可動域が大きいと柔軟性に富み、動きもアクティブとなって生活しやすくなる。組織も同じで、管理職という〝関節〟が経営層と現場をうまくつなぎ合わせ、ショックを吸収してコミュニケーションのハブとなることで、組織運営全体がスムーズになっていく。それが、医療機関として患者さんにより良い医療を届けることにつながる。

世の管理職の皆さん、管理職は仕事人生のステップアップです。誰もが望んでなれるものでもありません。ぜひ楽しんで、仕事人生の階段を上っていきましょう！

（一）マンパワーグループ（株）のウェブサイトより

https://www.manpowergroup.jp/client/jinji/20221128.html

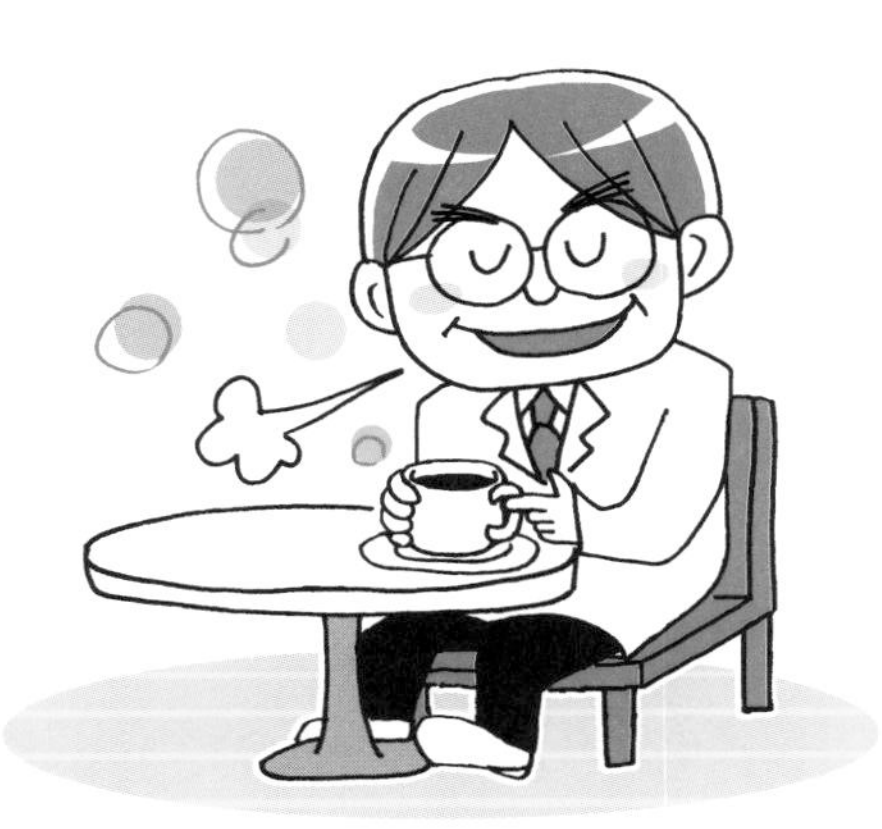

夏

部下の心をつかむには

LEVEL 2

第6章

職員満足度調査に不満爆発、「何のため？」

本当の〝満足〟につながる調査のやり方とは

旬の魚料理が安価で楽しめる居酒屋「瀬戸内」は、夜9時を回ってさらに混雑してきた。

「通ります」

狭い通路をすり抜け、若い女性店員が料理を運んできた。

「お待たせしました。『ハモの落とし』です」

「いやぁ。いいねー。夏はこれだよな」

今川康介は上機嫌だ。

その一方で、頬を赤らめた立花美希が「はぁー」と、大きなため息をついた。よく見ると、アルコールのペースがいつもより早い。

「またこの季節がやってきたわ」

「季節?」

財津健太が聞き返す。

「はぁ。嫌な季節よね」

「……美希さん、暑がりなんだっけ?」

「違う」

「……逆にクーラーが苦手とか」

「違う! 年1回の職員満足度調査の季節が来たの。分かる? ま・ん・ぞ・く・ど!」

「何をそんなに怒ってるんだ?」

「あー。とにかく面倒なの。膨大な量のアンケートを配って、集計して……。しかも、私が分析するのよ」

「満足度調査を担当しているのに、ずいぶんと不満足そうだね」

「うまいな、それ」と言いながら、今川はうれしそうにハモをつまんでいる。

「もう。どうせこのつらさが分からないんでしょ。毎年、

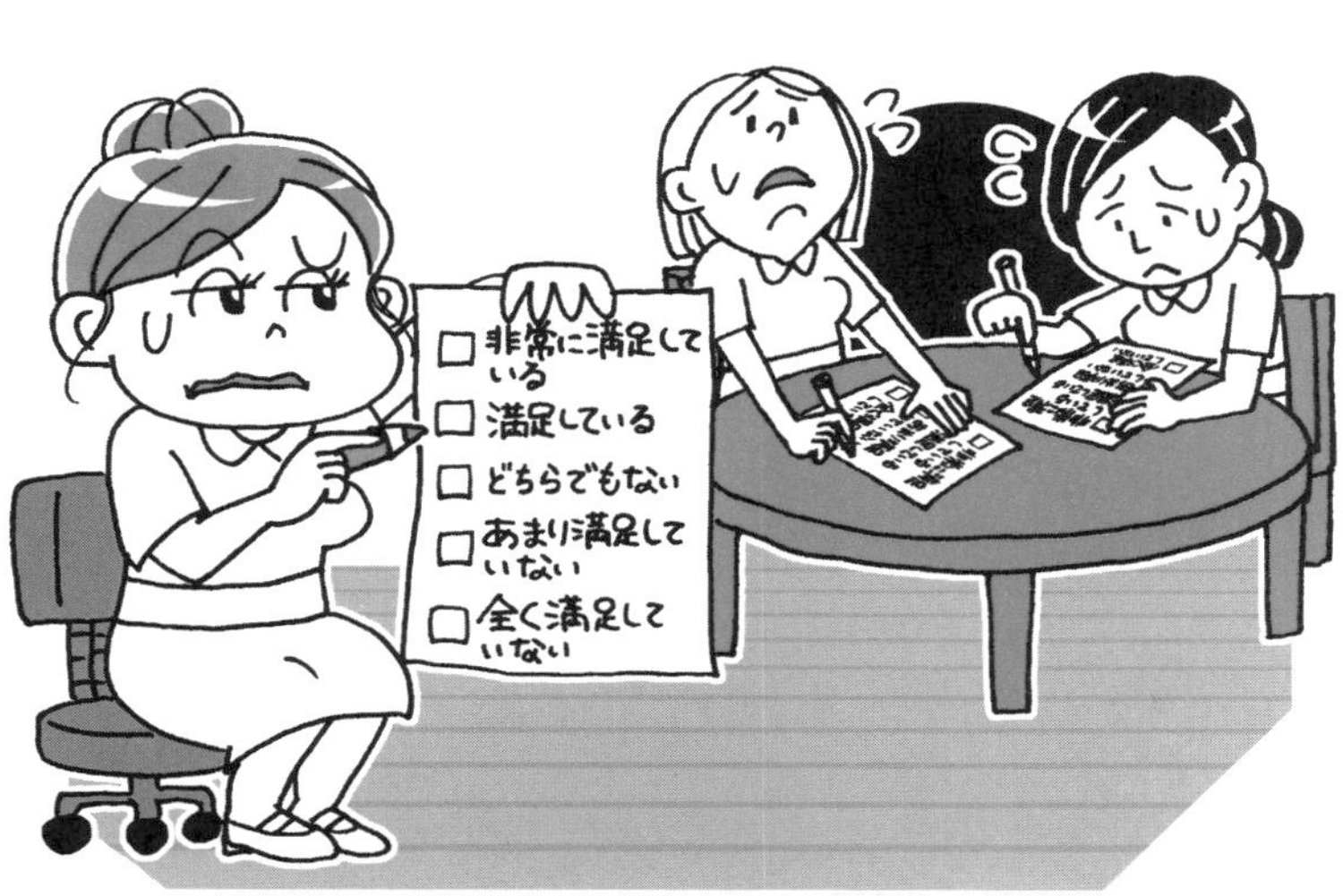
非常に満足している
満足している
どちらでもない
あまり満足していない
全く満足していない

看護部全体のものを担当師長が分析して経営陣に提出しているんだけど、本当に大変なんだから。しかも、それが何に生かされているか分からないのよ。『こんなのやって意味あるんですか？』って部下に言われる私の気持ちにもなってよ」

「職員満足度調査か。実施している病院は結構あるけど、労力の割に効果を出すのは難しいんだよな」

と言って、裴英洙が立花の方を向く。

「美希さんがやっている満足度調査って、もしかして次の6項目に当てはまる？」

（1）職員満足度調査を実施しているが、集計しない

（2）毎年のように同じ調査票を使用している

（3）5段階で評価しているのに、分析するときに評価1と2、4と5をまとめている

（4）調査が記名式だ

（5）質問文が、何通りにも解釈できる

（6）調査が数ページにわたっており、すべて答えるのに15分以上かかる

「やだっ。結構当たってるんだけど……」

立花の顔がさらに曇った。

フィードバックしない調査はNG

職員満足度調査は多くの病院で行われている。だが、その調査が労力の無駄遣いだと、職員の〝不満足度〟が上がってしまう。結果を有効に生かすためには、調査設計が大切になる。前述の（1）～（6）は、実際にあった「職員の不満足度を高めてしまう満足度調査」の特徴だ。

（1）の「調査を実施するが、集計しない」というのは、そもそも調査をやる意味がないだろう。職員に手間をかけさせるだけ無駄だ。これに近いのが、集計・分析はしているが、経営陣がそれをどのように改善に結びつけようとしているか、職員に示していないケース。立花の病院はこのパターンに当てはまっている。

満足度調査の結果やそれを受けた改善への取り組みは、院内報などで職員にフィードバックしたい。どの部署がどのように改善策を検討しているか、そのプロセスを公表したり、前年調査との比較によって改善した点を紹介するなどの方法があるだろう。

（2）の「同じ調査票を何年も使用している」は、質問内容が陳腐化し、病院の実情に合っていない可能性がある。既に満足度が高く、目標達成済みの項目は、毎年尋ねる必要はない。調査項目は医療機関が内包する問題・課題に沿ったものに作り変えるべきだ。また、同じ調査票を使っていると回答者が調査そのものに飽き、回答がずさんになる恐れもある。
(3)の「分析時に評価1・2と4・5をまとめている」医療機関は意外と多い。分析時に「『かなり改善』と『やや改善』を合わせて70％だった」などと片付けるだけではもったいない。「やや改善」をどうしたら「かなり改善」にできるのかなど、突っ込んだ分析や議論をしたい。
(4)「調査が記名式」は、アンケートの信ぴょう性に問題が生じる。もし病院への不平不満を抱えていたとしても、発言者が突き止められる仕組みになっているのであれば、せっかくの本音をオブラートで包んでしまう人や嘘を述べる人が少なくないだろう。

やる気を無くす「70問の調査票」

「うーん、うちの病院は無記名で調査しているけど、毎年、同じ質問項目でやってるわ。結果は経営会議だけで報告されているみたいで、職員には公表されていないのよ」

立花は真剣なまなざしだ。財津がその言葉にうなずく。

「せっかく忙しい中で回答してるんだから、結果くらい教えてほしいよな」

「しかし、よくそんなにスラスラと6項目も具体例が出てくるな。俺はこれまで何も意識せずに調査に答えていたけどなぁ。裴は、職員満足度調査に何かうらみでもあるのか？」

　今川が感心している。

「別にないよ。いや……、あるっちゃあるな」

「えっ、裴くんも調査に不満足だったの？」

「実は、（5）の『質問文が、何通りにも解釈できる』と（6）の『調査票を記入するのに15分以上かかる』については、僕も経験したんだけどね」と裴は苦笑しながら話を続けた。

「僕が臨床医をしている当時、勤務先の病院でも職員満足度調査が実施されていたんだ。その調査項目は膨大。A4用紙6枚で計70問もあった」

「そんなに？」

「アンケートの後半は力尽きて、5段階の真ん中の評価『3．どちらでもない』に全て丸を付けた記憶があるよ」

　仕方ないという表情で3人がうなずく。

「書いた内容が経営にダイレクトに反映されているようならやる気も出るけど、当然ながら調査結果の説明はなし。作った人には申し訳ないけど、睡眠時間すらきちんと確保されていない勤務体制の合間に、1時間近くかけて回答する気にはなれなかったよ」

「それ分かるなぁ。でも、うちの調査票も50問くらいあるから、笑えない……」

立花は苦い顔をしている。

「さらにやっかいだったのは、質問の意図が読み取りにくく、読解に時間がかかったんだ。例えば当時のアンケートには、『私は職場で中堅的存在だと思う』という項目があった。これだと、年齢的に中堅だという意味なのか、職位・職階を指しているのか、本人のリーダーシップも含めた職場での立場なのかが分からない」

「一度考えてしまうと、深みにはまる質問だな」

「しかもこの質問、集計してその結果を病院経営の改善に生かす立場から見てみてよ」

「うーん」

一同は、黙り込んでしまった。

「何をどう改善すればいいのか迷ってしまうよね」

「確かに」

「ほかにも、『充実した福利厚生に満足している』という項目があったんだけど、この『福利厚生』というのも

職員満足度調査の作り方のコツ

質問文	見た瞬間に答えられる内容が望ましい。理想は、ポンポンと弾むようなリズムで答えられること。意味が複数取れたり、何を聞きたいか不明な質問がないかチェックする
質問数	必要最低限に絞り、長くても20分、できれば5〜10分くらいで済むようにする
質問の順序	勤務状況、福利厚生、教育体制、キャリア支援など、カテゴリーごとに並べる
質問内容	毎年同じ項目にしていたり、他院の満足度調査や書籍に載っているひな型をそのまま流用するのは意味がない。自分の医療機関が内包する問題・課題に当たりをつけ、その問題の根本原因が何かを予想した上で選択肢を考えること
調査方法	記名式や人事考課への利用は、職員の本音を十分に引き出せない可能性が高いのでNG。より信頼性を高めるためには、調査を第三者に委託する手もある

漠然としている。職員寮の充実度なのか、健康診断の内容なのか。さらに『充実した』という意味も、職員寮であれば部屋が足りないのか、家賃が高いのか……」

「つまり『質問事項は具体的に』ってことね」

「そう。例えば現在の職員寮に満足しているかどうかを聞いて、不満な点があればその後に自由記載させる形にすれば、改善もしやすいよね。内容が散漫、抽象的で意図が読み取りにくい質問にしないためにも、調査をする前にまず何のために調査をするのかという課題を決めておくべきなんだ」

「不満を減らすべき項目」と「満足を増やすべき項目」

ここで調査結果を分析するときの話も少し。データを分析して改善に生かそうと考えるとき、「すべての項目について満足度を高める必要はない」ことに注意する必要がある。

その理由は、特に仕事においては、「ある要因が満たされると満足度が上がり、不足すると満足度が下がる」という単純な図式が成り立たないこと。米国の心理学者**ハーズバーグの「二要因理論」**によれば、職務において満足度を高める理由（動機付け要因）と、不満足度を高める理由（衛生要因）は異なる。

Keyword　ハーズバーグの「二要因理論」

仕事へのモチベーションを決める要因は、「動機付け要因」と「衛生要因」の2つに分けて考えるべきとする理論。動機付け要因は、外部から認められるなど、あればあるほど満足度が高まる特徴があります。一方、衛生要因は労働条件など、整備されていてもある時点で満足度は頭打ちとなり、未整備だと不満につながるものになります。

例えば、「休暇の取りやすさ」について考えてみよう。医療従事者にとって休暇は、心身をリフレッシュする意味でも最重要項目の1つだ。休暇が取りにくいと、当然、職場に対する不満足度が高まってくる。よって、休暇の取りやすさは「不満足」に関わる因子（衛生要因）だといえる。その上で、徐々に休暇を取りやすくしても、あるラインを超えた時点で、満足度はほとんど上がらなくなる。

つまり衛生要因は、不満足に思う人を減らすことに主眼を置く必要がある。「満足」と回答する人が少なくても構わず、「足りない部分は何か」を中心に、改善を検討する。

一方で、「裁量権」や「学びやすさ」などの要素は、動機付け要因だ。あれば満足度を高めるが、ないからと言って、それほど不満足には結び付かない。つまり、動機付け要因は、「満足」に思う人を増やすよう心がけるべきである。

「調査をちゃんと生かすためには、すごく労力がかかるもんだな」

財津は腕を組んだままだ。

二要因理論に基づいたアクション

	例	取るべきアクション
動機付け要因	仕事での裁量権、学びやすさ、スキルアップの余地	満足度を上げる
衛生要因	休暇の取りやすさ、給与、部下・同僚との関係	不満足度を下げる

「うちの病院でも、せっかく調査するんだから意味のあるものにしたいわ。満足度調査を〝満足〟につなげるためにも、一度、内容の改善を提案してみようかな」

立花が唇をぎゅっと噛みしめた。財津は食事に目をやり、しみじみと語る。

「しかし、ここの料理の満足度はかなり高いよな」

「盛り付けも工夫されていて、毎回楽しみよね。お客さんの声を聞いてそれをきちんと生かしているんじゃないかしら。……あれ、ハモがない！　私食べていないんだけど！」

今川が驚いて顔を上げる。

「あ、ごめんなさい。目の前にあるからついつい全部食べちゃった」

「……あのね、今川くん」

「美希さんの不満度が高まっているようだぞ」

「はい、追加で頼みます。店員さーん！」

memo

職員満足度調査は集計・分析・解決策提案をセットで。満足度と不満足度の切り分けを

第7章

困った問題職員が登場！ どう指導？

放置すると〝悪貨が良貨を駆逐する〟状況に陥ることも

「またうちの問題職員がしでかしたよ」

乾杯早々、今川がつぶやいた。財津、立花、裴の3人は興味津々といった表情で今川の方を向いた。

「何をしでかしたの？ 経費の水増し請求？」

「カラ出張？ 院長の個人情報の漏出？」

「お前ら……、他人事と思ってはやし立てないの！」

話を聞くと、今川内科クリニックで開業時から働いている鈴木崇子看護師のことだった。

前職は小さな病院に勤めていた優秀なベテラン看護師で、多少癖はあるが、患者からのウケは悪くはない。今川が診療で忙しいときにサポートをしてくれるため、頼りにもなっている。

しかし、ほかの職員にきつく当たることが多い。時には、いじめに近いことをしているという噂もある。

「今回も、２週間前に入職した受付職員が泣いて僕のところに来てさ。『鈴木さんとは一緒に働けません』って。休憩室で彼女から1時間ほどネチネチと説教されたんだって」

「教育的な側面もあるんじゃないの？」

　立花がそれとなくフォローするが、財津が腕を組みながら首を振った。

「1時間もネチネチとは教育しないだろう」

「看護師としての仕事は熱心にしてくれるし、個人としては優秀なんだけど、どうもチームプレーが苦手なんだよな。直接的であれ間接的であれ、鈴木さんの影響で既に３人が退職しているんだよ。看護師を集めるのは大変だから鈴木さんを手放したくないけど、これ以

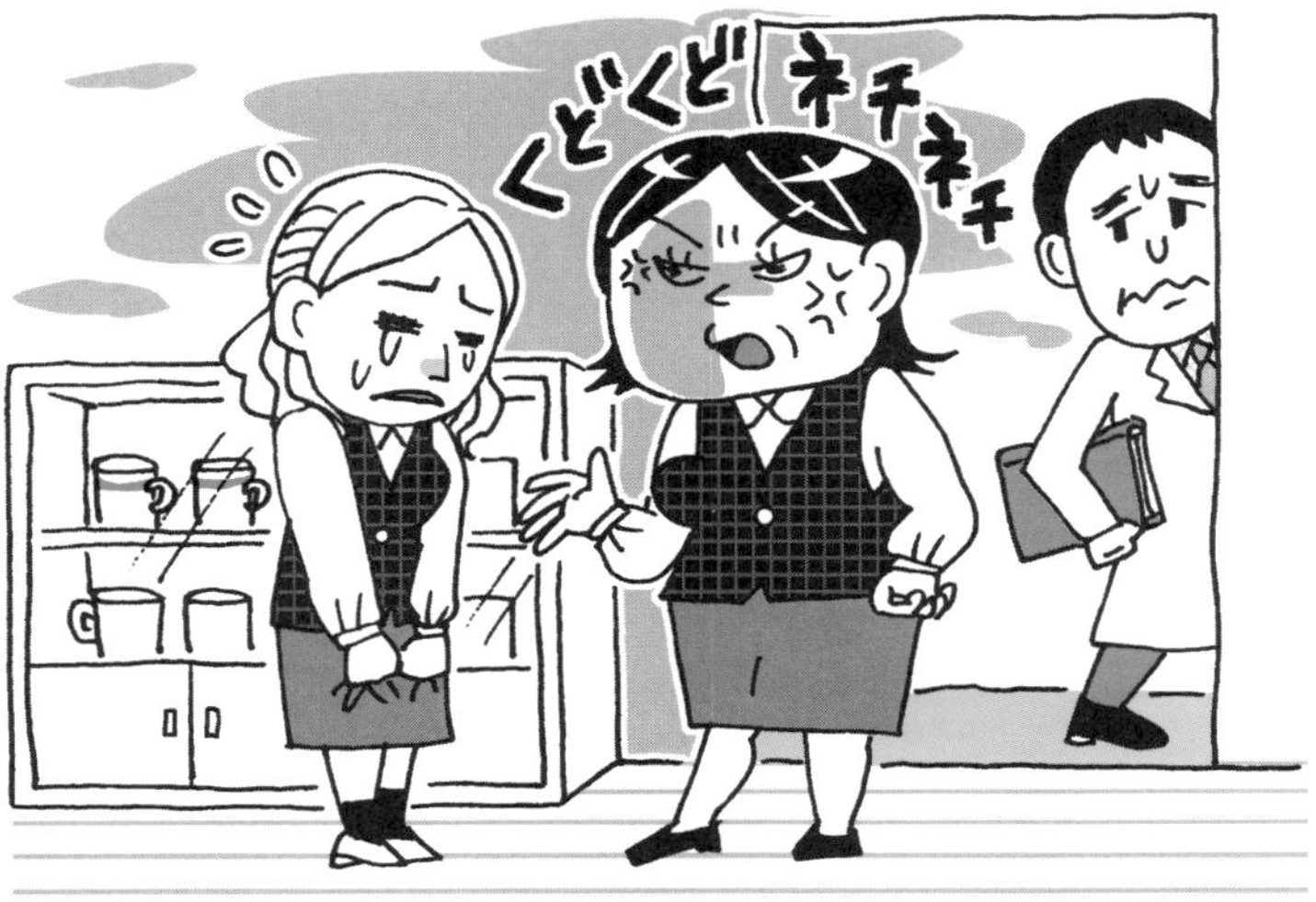

上チームの和を乱すと思うと……」

「きちんと叱るのもリーダーの仕事だけどな」。そう言って財津は腕組みをしたままだ。

今川は「うーん」とつぶやいて頭を抱え込んでしまった。今川を慰めるように、裴が口を開いた。

「注意するのも難しいよね。実は、トラブルを最小限に抑えるために『叱り方』にも手順があるんだ」

今川が「えっ」と言いながら顔を上げたのを見て、裴が続けた。

問題行動の放置は周囲からの信頼失墜につながる

「医療職には個性的な人間が多い」とよく耳にする。プロ意識の高さ、または職人気質から来るものだろうか。とはいえ、人間は「無くて七癖、有って四十八癖」というように、それぞれに個性があるものだ。

しかし、ある個人の個性的すぎる言動によって、人が辞めたり、組織内で摩擦が起こったり、チーム全体としてパワーダウンしてしまうのは問題だ。個性的な言動が行き過ぎた結果、組織や患者に明らかな悪影響を及ぼす場合は、上司として放置してはならない。

短期的に見れば、1人の医師や看護師がいなくなるデメリットはある。しかし、長期的に見ればその問題職員が残ることのデメリットも大きいはずだ。管理職は難しい判断を迫られる。残すべきか残さざるべきか――。

ある病院の話だ。40歳代、循環器内科医、腕は一流。ただ、コミュニケーション能力に乏しく、しばしば看護師にパワーハラスメントをしていた。問題が起きるたび、経営陣はその医師に控えるようやんわり伝え、被害を受けた看護師には慰めつつ耐えるようお願いした。

しかし、一向に問題行為は減らなかった。その病院側の遅々とした煮え切らない対応が、看護師側の反発と医師本人のさらなる行為のエスカレートを招いた。ここでようやく経営陣が動き、協議の上、医師は辞職。幸い、次の医師が比較的早期に見つかったため、病院収益にも大きな影響は及ぼさなかったが、経営陣の煮え切らなかった対応と職員を守らなかった姿勢に対して院内にはギスギスした空気が残ってしまった。

このように、組織にとってマイナスの職員には、初期から毅然とした態度で接しないと、禍根を残しかねない。放置すれば問題の職員は行為が許されていると勘違いし拍車がかかる。

「それは問題を放置していた病院側が完全に悪いわね」

立花が口を挟む。

「その通り。問題職員を野放しにしていると、問題行動はエスカレートするばかりだし、ほかの部下からのリーダーや組織に対する人望や忠誠心が薄れていく。しまいには、周囲の職員も問題行動が許されるものだと勘違いしてしまう。まさに〝悪貨が良貨を駆逐する〟という状況になるんだ」

「うちも何とかしなきゃな。ほかのスタッフのためにも」

今川は残ったビールを一気に飲み干した。

「問題を起こしている」という自覚を持たせる

では、**問題職員にどのように注意や指導をすればよいのか。**トラブルを最小限にするためにも、次の手順で注意するのがよい。

（1）問題行為を記録しておく

職員からクレームがあった場合、個人情報の匿名化を前提に、どんな問題行動があったのか詳細に聞き取る。可能なら複数の関係者から状況を把握し、ログを取っておきたい。問題職員に対して万一、解雇・退職勧奨をする段階になったときの証拠を残しておくためだ（退職勧奨のコツは、152ページ16章を参照）。問題行動を詳細に聞き取ることで、クレーム

Keyword　問題職員への注意・指導
院内における問題行動の明確な基準に基づいて本人に自覚を持たせる、問題行動や指導の内容を記録しておく、社会保険労務士や産業医などと連携する——といった対策が重要です。問題職員を野放しにしていると、ほかの部下からの人望も薄れていきます。

を上げた部下にも「問題行動に対しておざなりな対応を取らない」という姿勢を示せる。

(2) 口頭で注意する

まずは、本人への口頭による注意・指導からスタートする。指導内容に素直に耳を貸さなかったり、問題行動を繰り返すようであれば、日々の指導内容をノートなどに書きためておくことも大切だ。時間を取って面談し、問題行動の原因を探ることなども重要。「この問題に対して真剣に取り組んでいる」という姿勢を見せることで、本人に対して「問題行動を起こしている」という自覚と改善への意識を促す。

(3) 書面で注意する

口頭での注意で改善しない場合は、結果として残る書面で注意・指導する。場合によってはオフィシャルなルールに基づいた始末書を取ることも考える。書面には、「改善が見られない状況がこれ以上続くようであれば、院内規則にのっとり、懲戒処分をはじめとする厳しい対応を検討しなければならない」という旨を明記する。これは解雇・退職勧奨を行うときの材料になるほか、職員に「こちら側はここまで本気なのだ」と示す意味もある。

改善したかどうかの判断基準としては、「勤務態度」「能力」「勤務成績」「協調性」「コミュニケーション能力」などが挙げられるが、これは何となくの目安ではなく、きちんと基準を作って評価できるようにしておく。

管理職は、自らの上長に対して、この職員の改善の可能性や部署に与える影響などを報告する。その際、問題行動と指導の記録を見せながら説明するとよい。

(4)次の職員候補を探す

組織側が毅然と対処しているのにもかかわらず、問題行動に改善が見られない場合は、同時進行で次の職員の候補を探し始めるのもやむを得ない。

上長もしくは経営者を説得する際は、「医療事業の継続性が最優先であるため、問題職員が改心する可能性を探りながらも、水面下ではリスクヘッジの手段を考えなければならない」などと伝える。

職員の候補を探す際は、そのことを問題職員やほかの部下に察知されないようにしたい。もし、次の候補を探していることを問題職員が知れば、心が完全に離れてしまい、暴走する(医療機関に迷惑をかけようと考える)恐れがあるからだ。

「なるほど。優秀だからって問題行動への注意を過度に控えてしまうのは、組織としてはマイナスにつながるのか。きちんと手順を踏んで、相手も納得できるような指導をすればいいんだな。問題行動や指導内容を記録しておくのも、万が一、トラブルになったときに客観的事実として使えるからか」

今川は「うんうん」と大きくうなずいた。

「今回の場合だと、まずは鈴木さんの行動のどこに問題があったのかを明確にしないといけないよ。受付職員を注意するにしても、過度な説教は相手を萎縮させるだけであること、注意する時は指摘・改善提案をセットですべきことを鈴木さんに伝えるといいだろうね」と裴が補足する。

「ところで、財津くんは大丈夫なの？」と、立花が急に財津の方を向いた。

「病院から書面で注意されたりしていない？」

「ちょっと待って！　僕はスタッフにも優しく接しているはずだよ。でもを〝無くて七癖〟か。変な癖が出てたりして……」

まじめに考え込む財津を見て、立花はいたずらっぽくほほ笑んだ。

memo

問題職員に注意・指導する場合は、「問題を起こしている」という自覚を持たせるように。問題行動と指導の記録を取るのも重要

第8章

“公私混同上司”が組織を崩壊に追い込む

「コンプライアンス向上」を図るにはまず上司から

「そもそもパソコンだって病院のものでしょ。いくら休憩中だからって、そこで勝手にネットゲームをするのはどうかと思うわ」

「いやいや、医局にいる間くらい自由にしていいでしょ」

「仕事の合間に少しやっているだけなんだから許してあげたら。医師は多くの患者を相手にしてストレスがかかっているんだし、自分の机にいるときくらいリラックスしたいよ」

　裴が遅れて沖縄料理屋「かりゆし」に到着すると、立花、財津、今川の3人が何やらもめていた。

「裴くん、ちょっと聞いてよ」

　立花が口をとがらせながら裴を呼んだ。財津を見ると、「立花が何で怒っているのか分からない」といった表情だ。同じく今川も首をかしげている。

「さっきから財津くんの話を聞いていると、医師の勤務態度がひどいの。しかも診療科長クラスの医師よ。部下に指導している場合じゃないわよ」

話を聞くと、どうやら財津が勤める東京セントラル病院の医師について議論しているようだ。同院では、各医師が医局にデスクを持っている。院内向けの資料を作成したり、学会発表用に症例をまとめるなどのデスク作業をするために用意されているのだが、そこでの態度に問題があると立花が指摘したらしい。

例えば、皮膚科部長は職場のパソコンに音楽関連ソフトをインストールし、80年代アイドルの曲を聴きながら（時に口ずさみながら）作業している。血液内科部長は、机の上に菓子のおまけのフィギュアを所狭しと並べてネットゲームに興じており、「マイワールドを築いている」と他科の医師から揶揄《やゆ》されているそうだ。

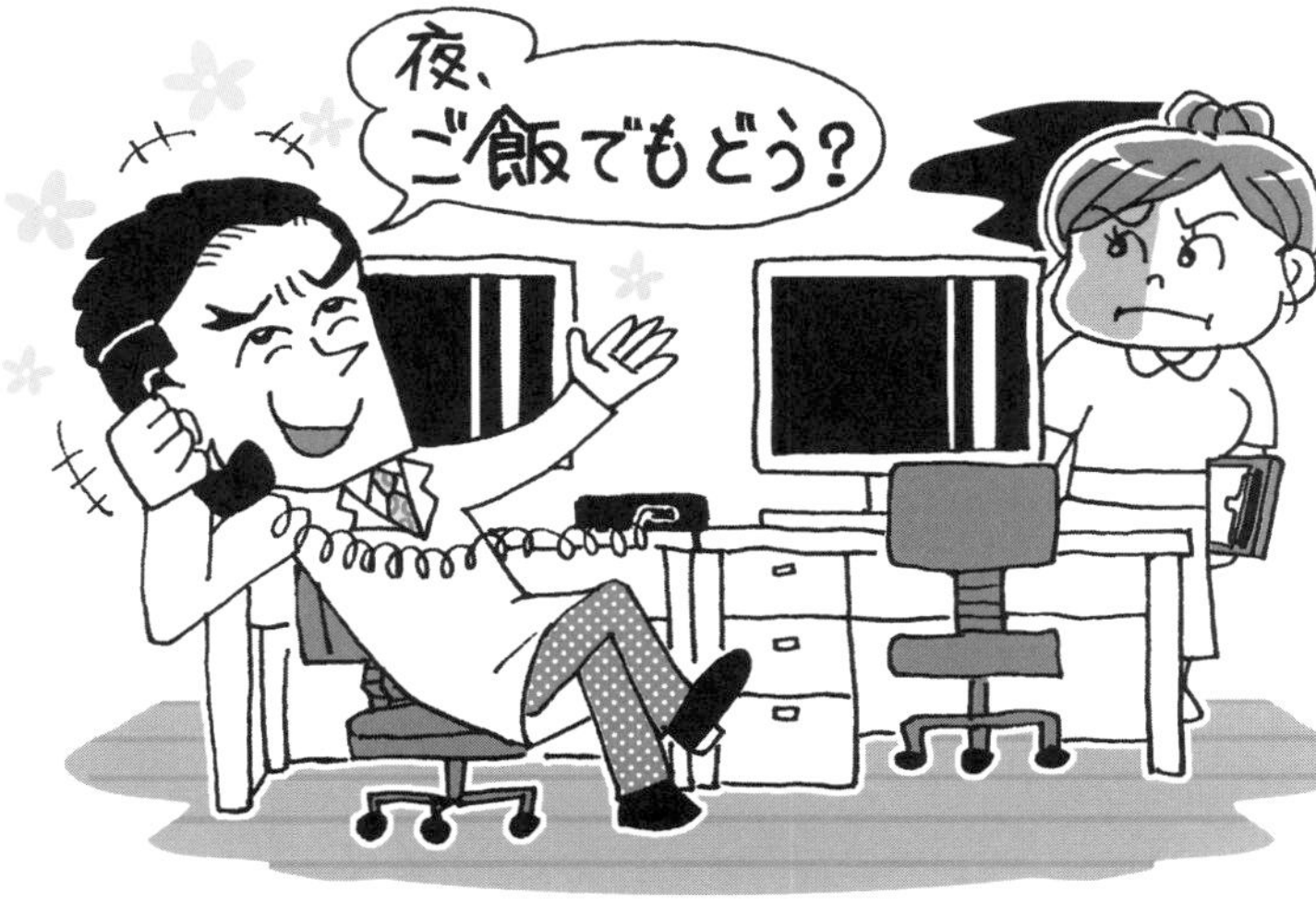

財津もデスク作業をする際、自らの音楽プレーヤーで音楽を聴くことがある。今川もクリニックの院長室の机に妻や子どもの写真を多く並べている。両者とも「きちんと自分の作業を終わらせているのだから、問題ないのではないか」という立場だ。一方、立花は「医師がどのように働いているか分からないが、看護師ではそんな勤務態度はあり得ない」と主張している。

裴は運ばれてきたビールに口をつけてから話し始めた。

「どちらの言い分も分かるな。もちろん、公私混同も度が過ぎると問題になるけど、あまり規制を厳しくするのもリラックスできなくなるしね。ちなみに、ほかの病院ではこんな公私混同の事例を耳にしたことがあるよ」

◇昼休みが過ぎても院内に帰ってこない
◇勤務時間中、携帯電話で仕事に関係のない話をする
◇職場の備品であるパソコンのメモリーを増設したり、スペックをいじる
◇病院の備品（マスクや使い捨てタオルなど）を自宅に持ち帰り、使用する
◇病院の複合機で、私物をコピーする
◇医局に炊飯器を持ち込み米を炊いて食べる

「中にはひどいものもあるわね」

立花の顔がさらに曇った。

「若い頃、私物をコピーしたことがあるな……」

「うちの病院では普通の光景かもしれない。悪いってことは分かるんだけど」

3人の感想はそれぞれだ。裴は言葉を続けた。

コンプライアンス違反は非常に大きな経営リスク

これまで挙げてきたような公私混同の事例は、直接的に患者に迷惑をかけることはほとんどない。しかし、行き過ぎるとモラルの問題となり、間接的には患者からの評判や医療の質に少なからず影響を及ぼすこともあるだろう。

例えば、パソコンで不正なサイトにアクセスすることでコンピューターウイルスに感染し、患者情報が消失・流出すると、患者に大きな迷惑をかけることになる。また、携帯電話での私語が患者に目撃されると、病院全体の信頼失墜につながる。

一般企業では、勤務時間中は公私混同しないことがマナーとされている。公私混同の状

Keyword　コンプライアンス

モラル低下やマナー違反が経営リスクになることを部下に意識させるには、上司が率先垂範して公私混同や手抜きを是正することが大切。最低限のマナーを「決め事」として明文化しておけば職場に緊張感が生まれ、こうしたコンプライアンス違反を防ぐことができます。

態を放置していると、会社や顧客に大きな損害を与えたり、法令違反や業務上横領につながるケースが出てくるからだ。特に、昨今、企業に所属する職員のモラル低下に関して世間の目が厳しくなってきており、企業側も社員の取り締まりに本腰を入れている。

コンプライアンス（compliance）とは、「命令・要求に従うこと」という意味で、日本では「法令遵守」、最近では「企業組織が法律や企業倫理を遵守すること」という意味で使われている。以前、コンビニエンスストアや飲食店のアルバイト店員が店舗内の冷蔵庫にふざけて入り、その写真をインターネット上に公開して問題となったニュースがあった。コンプライアンスの問題として大きく取り上げられ、それらの店舗は営業中止などに追い込まれる事態に陥った。

患者からすれば、医療機関は一般企業に比べてより一層、仕事に対する倫理観やモラルを高く持ってほしいと思っているだろう。病院や診療所にとって、コンプライアンス違反は非常に大きな経営リスクになるのだ。

モラルハザードは上司から部下に伝染

公私混同から始まる「これくらいなら、ま、いいか」程度の軽微のコンプライアンス違反は、不祥事や医療ミス、患者トラブルなどの問題が起きる温床になる。良い職場は、仲良しクラブではない。間違いがあればきちんと指摘し合い、守るべきルールが明確で、その中で職員が生き生きと働ける場所だ。こうした〝大人の組織〟を作り上げるために必要なのが上司の力になる。率先垂範して公私混同、手抜き、ちょっとした不正を是正しないと、部下や特に新人に伝染し、組織全体にモラルハザードが広がる。例えば、交通費や各種手当の申請で、小さなズルが先輩から後輩に代々引き継がれ、組織内で習慣化することもあるだろう。

著明な経営者である三井物産元会長の槍田《うつだ》松瑩《しょうえい》氏は、社長時代にこのように語っている。「コンプライアンスなくして仕事なし、会社なし」。コンプライアンスとは、組織が備えるべき品質条件なのである。

最低限のマナーは部署の「決め事」に

とはいえ、職場の公私混同を減らそうと上司が違反行為を厳しく取り締まると、ギスギスした雰囲気になり、逆にチームとしての一体感が失われてしまう。コンプライアンスを向上させるポイントは、違反行為の取り締まりではなく、上司が「見ているぞ」というメッセージを送り続けて違反行為が出ない環境を醸成すること。部下が「この程度ならバレない」と考えてルールから逸脱するような動きを、事前に食い止めることを第一に考えたい。

そのためには、「職場での決め事」を設定しておくのも必要だろう。これは部下を清く正しい人間に変革することが目的ではなく、人間が誘惑に弱いことを前提に、自分では気づかないモラル低下やマナー違反が大きな経営リスクにつながることを認識させる目的がある。部下に「決め事」を示すことで、その意識付けができるのだ。

決め事は、多くの人が「当たり前だ」と思うようなことで構わない。例えば、こんな内容だ。

・仕事に関係のない私物は持って帰りましょう
・勤務時間内でのプライベートの趣味はやめましょう
・病院の備品は病院の資産です。持って帰るのはやめましょう
・勤務時間の私語は慎みましょう
・携帯電話は電源を切るかマナーモードにし、業務中は私用電話をしないようにしましょう

実は、多くの職場でこの当たり前の内容すら徹底されていない。高度な倫理教育なども
もちろん大切だが、それ以前に社会人としての最低限のマナーを守らせることが重要になる。
この基本的な「決め事」を部下に明示すれば組織に緊張感が生まれる。その結果、「決め事」

に書かれている内容以外の公私混同事例も減っていくはずだ。特に、新人職員や初期研修医などの社会人1年目には入社の早い段階から伝えていくべきであり、オリエンテーションなどでピリッとした雰囲気づくりをして、コンプライアンス遵守のキックオフとしたい。


「一事が万事か。ほころびは小さな穴から始まるからなあ」

「あんまり厳しく公私混同を叱るとギスギスした職場になるけど、〝ぬるま湯〟過ぎるのも患者に失礼よね。上司の自分が公私混同していたら、部下はそれがこの職場のスタンダードだと思っちゃうか」

「実際に病院が患者データを流出させてしまったニュースを見たことがあるけど、組織にも問題があったのかな。まずは自分から態度を改めていかなきゃ」

3人はお互いに顔を見合わせた。明日からの上司としての行動を見直し始めたようだ。皆は残ったビールを一気に飲み干した。

memo

コンプライアンス違反は、医療機関にとって非常に大きな経営リスク。上司が率先垂範して組織のモラル低下を防ぐ

第9章

委員会、こんなに多くてイインカイ？

「眠くならない会議」はこうして実現する！

夜10時半、居酒屋「どんぐり」では帰宅する客がちらほら出始めた。4人の飲み会もまったりムードになってきた。

「消化器外科部長に昇進してそろそろ5カ月か。どう、慣れてきた？」

裴が財津に聞く。

「ああ、何とか。明日も仕事かー。疲れた、眠い」

財津は、新しく運ばれてきた冷たいおしぼりで目頭を押さえた。

「仕事に後ろ向きだなんて財津らしくないな。『いつも仕事に誇りを持っている』んじゃなかったの？」

今川の一言に財津の声のトーンが一段階上がった。

「医者としての仕事はね。臨床には誇りを持ってるよ。だけどさ、明日も昼から会議、夜は委員会に出席して、あさってても会議、会議、会議なんだよ」

「分かる。本当に嫌になるわ、忙しいのに会議、会議、会議！」

　立花が同調する。

「大体、会議なんて大抵ダラダラと続いて、結局、何も決まらないのよ」

「どうせ何も決まらないなら、その時間、患者を診ていたいよ。これ、もう空か」

　財津が日本酒のとっくりを逆さにして振り始めた。

「まあまあ、会議が必要な場合もあるからね」

　裴が慰めようとすると、

「なんだよ、裴は僕たちが診療業務を放ったらかしにしていいって言うのか」と、財津がトロンとした目で絡んできた。

「そんなこと言ってないよ。ただ、そこまでストレスがたまるのは、会議や委員会の運営方法がまずいんじゃゃ

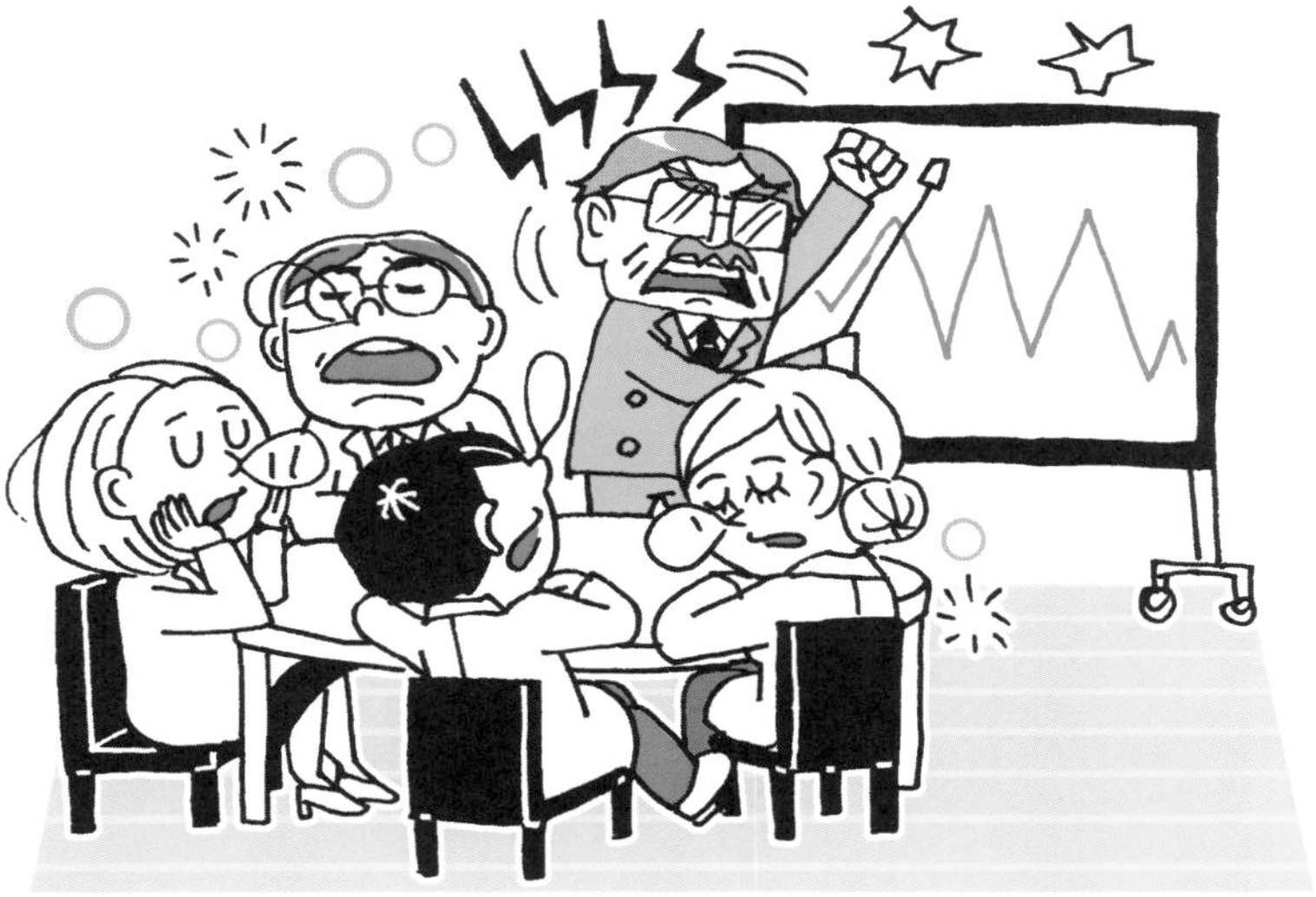

ないかと思ってさ」

「運営方法？ ストレスがたまらない会議なんてあるの？」

立花が裴の方を向く。

「その方法を教えて。私、ダラダラ委員会から脱却したいわ」

その会議は「拡散系」？ それとも「収束系」？

どの医療機関にも委員会や会議が多数ある。経営会議、手術室運営会議、院内感染対策委員会、褥瘡委員会、患者満足度向上委員会、〇〇活性化委員会……。中には、診療報酬の加算算定や施設要件のクリアのために開催する委員会もあるだろう。臨床一筋でよかった時代と異なり、管理職になるとこうした会議への出席が求められるようになる。

しかし、すべての委員会や会議が必要かつ、効率的に運営されているかどうかは疑問だ。医療機関で働く人は日常業務だけでも目が回る忙しさ。そこにさらに会議や委員会がどっさりと〝乗って〟くる。本当にここまで会議は必要なのだろうか。もっと会議を効率的に運営できないのだろうか。

Keyword　拡散系会議と収束系会議

会議の生産性を高めるには、議長（ファシリテーター）が会議の目的を認識していなくてはいけません。アイデア出し優先の「拡散系会議」なのか、結論を導き出す「収束系会議」なのか、会議の前に参加者と共有しておく必要があります。

会議や委員会に関して、よく耳にする苦情は次の通りだ。

◇時間が長い
◇議題があちこちへ飛ぶ
◇声が大きい人の意見が通る（ならば集まる必要がない）
◇結論が一向に出ない
◇眠い（！）

効率的な会議運営のためには、まず、会議の目的から考える必要がある。それは大まかに2つに分けられる。参加者の自由な発想や意見を重視し、アイデア出しを優先する、思考の幅を広げるための「**拡散系会議**」と、参加者から意見を聞き、ある結論を出すよう誘導する「**収束系会議**」だ。時には、前半が「拡散系会議」で後半が「収束系会議」というハイブリッド型もある。いずれにせよ、開催者または議長（＝ファシリテーター）がその目的をはっきりと認識し、会議開催時

会議には2種類ある

拡散系会議

参加者の自由な発想や意見を重視する会議。座席を円形に配置すると、様々な意見が出やすくなる。時間を区切ったり、「アイデアが10個出たら閉会する」というようにゴールを提示した方が、参加者の集中力が増す

収束系会議

参加者から意見を聞き、結論をまとめるよう誘導する会議。議長が、「結論を1つに絞る」ことを会議の冒頭で宣言した方がいい。座席を教室型、または「コ」の字型に配置した方が、意見が一方向に向かいやすくなる

に参加者に対して宣言しなければならない。

ブレーンストーミング（アイデア出し）などの拡散系会議なら、「提案が10個出れば会議を閉会する」などと最初に確認し、参加者がゴールを見据えながらアイデアを発表しやすい場をつくることが大切だ。

収束系会議の場合は、議題を設定するときに議長が「最後には絶対に結論を1つに絞りますよ」と宣言するのが肝心になる。一般的に、会議を行うメンバーの中には必ず議論を拡散させようとする人が出てくる。収束系会議の場合、この〝拡散家〟がムズムズしてくると議題を外しにかかったり、過去に決まったことを蒸し返すような提案をしてくる。こうした発言の都度、議長は「今は拡散系でなく収束系会議である。出ている議題について結論を絞る必要があるので、新たな論点を出すのであれば、別の場にしてほしい」とくぎを刺さなくてはならない。

次に、会議の特性を踏まえた「空間づくり」を考える。例えば、参加メンバーの座席を円形に配置すると、視線があちこちに分散して、意見に幅が出やすくなるようだ。拡散系会議では、こういう配置にした方が多様なアイデアが生まれる傾向にある。

一方、スクール型（学校の教室のような形）や「コ」の字型にすると、参加者は議長や司会の方向に集中しやすくなり、意見が一方向に向かいやすくなる。

「会議が収束系なのか拡散系なのか、あまり意識していなかったな。確かに、何か結論を出そうとしている会議でも、突然、違う話を持ち出す人っているよね」

「消化器外科部長になって、財津も会議で司会をやる場面が増えているでしょ。〝拡散家〟にはくぎを刺さなきゃ」

「そうだな」

財津は軽くうなずいた後、しばらく考えてから、裴を見て言った。

「あれ……。そもそも、僕が出席している委員会の中には、報告をただ聞いているだけの会があるんだけど。それって収束系？　拡散系？　どっちなんだ？」

「それ、うちでもよくあるわ。報告を長々と聞くだけの会議。もらった資料を病棟スタッフで共有するの」

立花にも思い当たる節があるようだ。

「結論から言えば、その会議自体が必要ないのかもしれない。情報を共有するやり方なんて、今の時代たくさんあるし。せっかく忙しい人を集めて一定時間を拘束するのであれば、報告をした上で、それに対する意見や今後の方針などを参加者で話し合う時間を設けないと、コストパフォーマンスが見合わないと思うよ。そんな調子で会議を増やすから、みんなの負担になっているのかもしれないね」

裴の言葉に2人はうなずいた。

「眠らせない会議」どう運営する？

会議の参加者が必ず通るのが、〝眠気〟との戦いだ。もちろん、議題が冗長でなくエキサイティングであれば眠くなることもないのだが、どうしても退屈な内容を話し合わなければいけないときもあるだろう。

ここからは、明日から実践できる〝部下を眠らせない会議〟のコツを紹介する。

（1）資料はその都度配布して動作を生む

会議室に入ると机の上にドッサリと資料が並べられている――。この光景だけで参加者のモチベーションを下げるのに十分だろう。さらに、資料の先の部分に目を通そうと大量の文字を追っていると、仕事の疲れがどっと出てきて、眠気がものすごい勢いで襲ってくる。

資料はまとめて並べるのではなく、議題ごとに配布した方がよい。「配る→受け取る」という動作をつかの間のリフレッシュタイムにして、眠気防止を図りたい。

また、資料に発表内容がすべて書かれており、報告者がそれをひたすら読み上げていくという会議があるが、これも聞き手が眠気に襲われやすい。資料はサマリー形式にしたり、参考データを載せるなど、発表内容と区別するようにする。

(2) 会議の開始時間を変更する

昼食後の会議や、業務でヘトヘトになってからの夕方の会議は眠くなるもの。大切な会議は、朝の診療前に持ってくるのがベストだ。診療前の限られた時間であるため、「何としても意思決定しよう」と参加者の意識が高くなりがちなのも、収束系会議を運営する場合は好都合である。

(3) 冬場の室温はやや低めに

暖かい場所では誰もが眠くなり、会議の進行に支障を来す。そんな場合、クレームが出ない範囲で室温を低くしたり、定期的にドアを開閉したりすることも、すぐにできる工夫だ。

(4) 参加者にはガムをプレゼント

「かむ」ことは眠気防止につながる。よって、参加者にガムを1つずつ配布するのも面白い。1人だけガムをかんでいると会議で浮くかもしれないが、全員なら失礼でもないだろう。クチャクチャと音を立てないように気をつける必要があるが、そうやって意識することで眠気を防ぐ効果もある。

会議が長引く場合は、30分ごとに1つずつ配布するのもよいだろう。ここでも、「配る→受け取る」という動作を入れたい。

(5) 立って議論する

私が経営再建で携わっている医療機関では、短い会議を立って行うことがある。これだと絶対に眠れない。長時間の場合は難しいが、30分以内なら立ちながらの議論は可能だ。眠気防止だけでなく、疲れないように皆必死に時間内で結論を出そうとするので、収束系会議にはぴったりである。

(6) 時間をカウントダウンする

人が何かを考えるとき、「時間のプレッシャー」というものが大事な要素になることがある。締め切りがあると頑張ることができる人が多いのは、この時間のプレッシャーのおかげだ。

最初に会議の終了時刻を宣言し、途中で「あと10分」とカウントダウンしたり、各議題について時間を区切って進行していくなど、参加者にタイムリミットを意識させる。それによって拡散系会議では短時間でアイデアを出そうと集中力が増すし、収束系会議でも折衷案や妥協点を見いだそうとする意識が生まれる。タイムマネジメントは、会議のファシリテーターのスキルとしては最重要項目の1つでもある。

「なるほど。退屈な会議や眠くなる会議は運営側の問題もあるのね。よし、今度やる病棟会議、立ってやってみようかしら」

立花がうれしそうに一瞬立ち上がった。

「ガムを途中で配るって面白いな。何かこんな話をしていたら、さっきまで眠たかったのに目がさえてきたぞ」

財津も満足そうな表情だ。

「あれれ、2人とも今さら元気になってきちゃったよ。もう遅いし、帰って寝ようよ」

あわてて今川が伝票を取り、レジにいる店員を呼んだ。

memo

会議を効率的に運営するには、目的を明確にして参加者と共有する。時間設定や座席配置なども工夫の余地あり

Coffee Break

医療機関のブランディング、軽視してませんか？

「医療機関とブランディングは関係ないんじゃないか？」と思う人は少なくないだろう。確かにこれまでのように経営環境の変化が乏しかった時代には、医療機関とブランディングの関連性は強くなかったかもしれない。しかし、コロナ禍や人口減少を要因とする患者マーケットの縮小、労働人口減少による職員確保の難しさ、医療職の働き方改革における職員目線での病院づくりの必要性など、医療機関を取り巻く外部環境は厳しさを増している。だからこそ、これからの時代、患者から・職員から・地域から「選ばれる」ためには、「ブランディング」という考え方は避けて通れない。

皆さんは「ブランディング」と聞いて、まず何を思い浮かべるだろうか。高級ブランドの鞄や時計、高級車、有名な会社のロゴマークだろうか。一般的には、ブランディングとは代表商品やロゴマークなどの単一のものを指すのではない。目に見えるモノ自体は、ブランディングのごく一部でしかない。本当の意味でのブランディングには、有形無形の多くの要素が含まれる。見た目だけではなく、顧客（患者）に与える総体験の全てを正しく演出し、価値を作り上げることがブランディングだ。

医療機関にとってブランディングの最終目的は、「医療機関の価値を向上させること」にある。ここで言う「価値」とは、金銭的価値だけなく、模倣不可能な「見えない資産」を含むトータルの価値のことである。この価値が実は医療機関の差別化要素となり、長期的に成功するためには欠かせない重要な資産となるのだ。医療機関にとってこの資産は有形・無形財産とは関係なく、患者や職員の「心」に良いイメージとして蓄積されていく。医療機関のブランディングとは、まさにこの目に見えない資産を創造して、他院にない自院ならではのウリを発掘して見える化し、職員や患者から「選ばれる」ことである。しかし実際は、多くの医療機関がブランディングを無視し、患者や職員のロイヤルティーを獲得できずにいる。似たようなウェブサイト、10年間同じ病院案内パンフレット、文字だらけの職員募集サイト、代わり映えのしない市民講座など、これまでの延長線上にある活動に陥っている状況をよく目にする。自院の本当の価値は何かを突き詰めると、各プロモーションツールの見せ方や内容は変わってくるのではないだろうか？

特に、医療機関のブランディングで絶大な威力を発揮するのが「人材獲得」の場面である。業種・勤務条件・待遇などがほぼ同じだが、世間に名の知れたA病院と無名のB病院があったとすると、皆さんはどちらを選ぶだろうか？　また、A病院の方が労働条件や待遇が少し悪かった場合、皆さんはB病院を選ぶだろうか？

ブランドは「タイブレーカー」とも呼ばれ、「最後の決め手になる」という意味だ。同じ条件ならブランドのある方が選ばれることが多いのである。

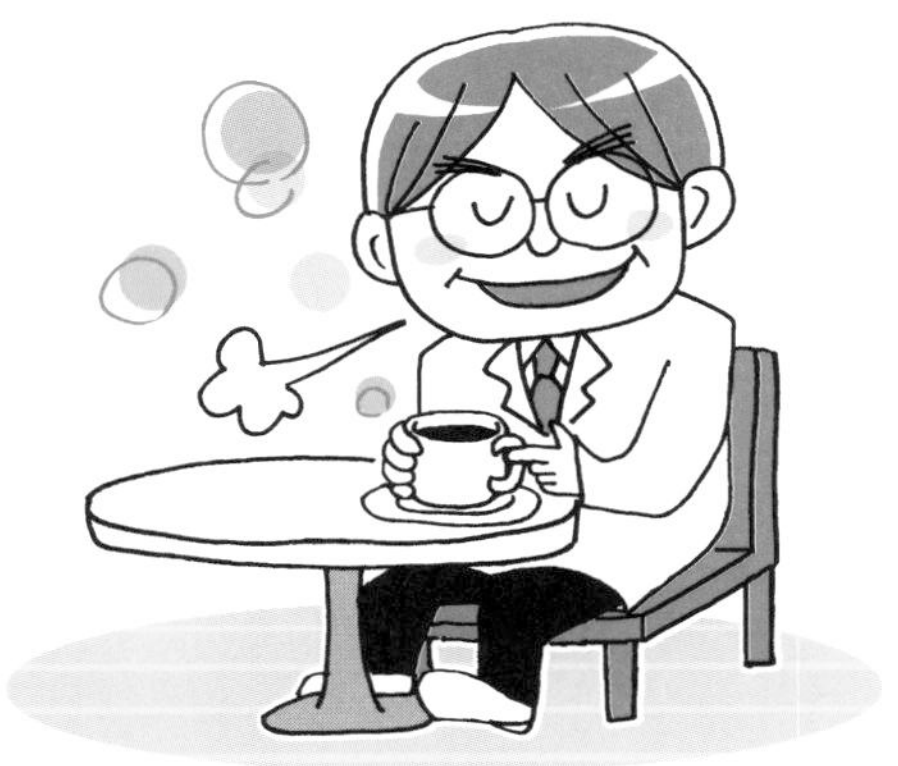

秋

LEVEL 3

部署のピンチはこう対処しよう

第10章

迷惑千万、パワハラ医師がやって来た！

部下を守るために鍵となる経営者をどう動かすか

台風シーズンが過ぎ、夜になると肌寒さを感じるようになってきた。今シーズン初めての鍋料理を食べようと居酒屋「満月」に集まった4人だが、立花美希の様子がいつもと違っていた。

「部下を守れないなんて、私は師長失格よ。医者の暴言を許すような職場では誰も働きたくないわ」

立花が声を絞り出す。先ほどから目に涙をためている。

「確かに、その医者の暴言はひどいな。院長からはおとがめなしなのか」

立花の肩をさすりながら財津健太が慰めるように言った。

彼女の話をまとめるとこうだ。

勤務先の新東京総合病院に今年から赴任した消化器外科医長の横田浩史医師は、機嫌が悪いと途端に口が悪くなる。年配の看護師を「ババア」と呼んだり、新人看護師が気に入らず「免許を返上しろ、バカ野郎」とカルテを投げつけたこともある。

最近になって行動はエスカレートし、何人もの看護師が涙ながらに立花に訴えてきた。立花が師長として注意しても、「院長が俺をスカウトしたんだから文句は院長に言ってくれ」と取り付く島もない。院長に話しても「分かった、分かった」と返事はするが、実際に注意などはしていないようだ。ついに、今年入職した看護師が退職願を立花のところに持ってきたのだった。

「私の注意は聞かないし、院長は何もしてくれないし、どうしたらいいんだろう……」

「そう言えば、この前は消化器外科にいるスーパードクターの話をしてたよな。あの件はどうなったんだ？」

今川康介が尋ねる。

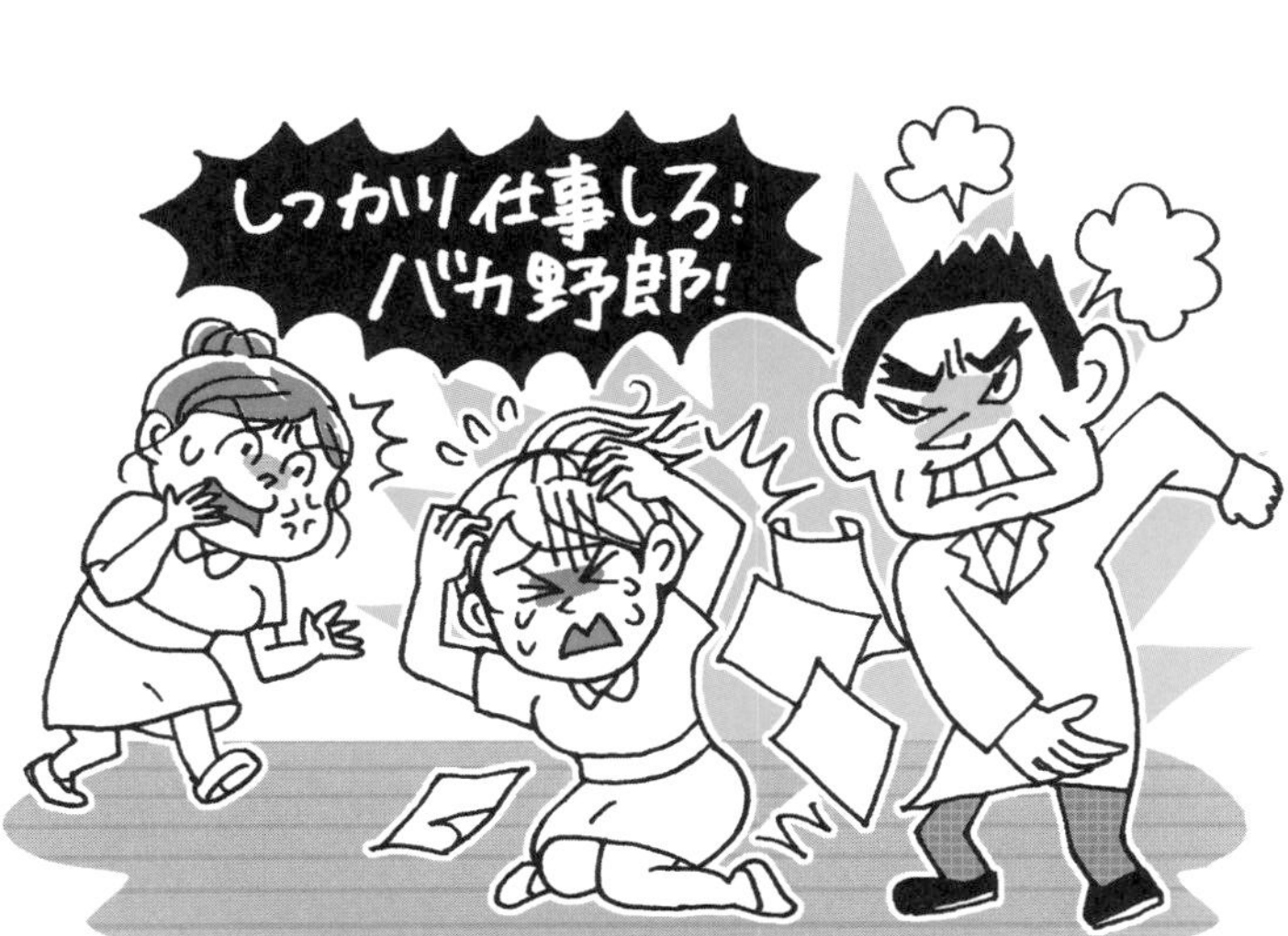

「山本先生のこと？ 相変わらずよ。腕は良いけど自分勝手でスタッフを怒鳴り散らしているわ。」

立花はため息をつき、テーブルに突っ伏した。

「病院では、医者がどうしても指示する立場になることが多いから、こういうパワハラが起こりやすい土壌なのかな。立花の病院は多過ぎるような気もするけど、ほかの病院でも同じなのか」

今川が裴英洙に水を向ける。

「うーん、程度の差はあれ、少ないと思うね。まずはパワハラの一般論から話そうか」

パワハラに該当する3つの条件

パワハラは「パワーハラスメント」という和製英語の略称で、米国では「モラルハラスメント」などと言われる。平たく言えば、立場を利用した職場での〝いじめ〟だ。「改正労働施策総合推進法（パワハラ防止法）」が2022年4月に全面施行され、事業主にパワハラ対策を講じることが義務化された。次の3つに当てはまると、パワハラと認定される。

（1）優越的な関係を背景とした言動である

Keyword　パワハラ
2021年度に仕事が原因でうつ病などの精神障害を患い、労災認定されたのは629件に上りました。その原因として、125件で最も多かったのがパワハラです。パワハラは社会問題の1つとなっており、医療機関もその対策が欠かせません。

「優越的な関係」とは、「上司から部下」といった職務上の地位が上位であるだけでなく、専門性や経験など様々な要素から判断される。同僚同士の関係であっても、優越的な関係を背景とした言動であれば、パワハラと見なされる場合があるわけだ。たとえ新人でも、「私の父は権力者だから」と上司を脅せば、パワハラとなる可能性がある。

(2)業務上、必要かつ相当な範囲を超えている

社会通念に照らして、明らかに業務上の必要性がない、または相当ではない言動が該当する。例えば、看護師に対して通常の看護業務から外して掃除のみ行うことを命じるような、業務上、適切な指導・命令の域を外れていると、パワハラとして認定されることがある。

(3)労働者の就業環境が害される

職員が身体的または精神的に苦痛を与えられて不快な就業環境となり、能力の発揮に重大な悪影響が生じる状態を指す。該当する言動の頻度や継続性も考慮されるが、程度が著しいと1回限りでもパワハラと認定されることがある。

さらに、厚生労働省はパワハラの6類型を示している。

○身体的な攻撃（暴行・傷害）
○精神的な攻撃（脅迫・名誉毀損・侮辱・ひどい暴言

○人間関係からの切り離し（隔離・仲間外し・無視）
○過大な要求（業務上明らかに不要なことや遂行不可能なことの強制・仕事の妨害）
○過小な要求（業務上の合理性なく能力や経験とかけ離れた程度の低い仕事を命じること、仕事を与えないこと）
○個の侵害（私的なことに過度に立ち入ること）

パワハラを放置すると職員の離職率が高まるほか、職場のコミュニケーションが悪化し、最終的には患者サービスの低下につながる。訴訟に発展すると病院のブランド価値が低下し、患者の離反につながり収益は落ち込む。パワハラは組織運営にとって百害あって一利なしだ。

告発があった案件は確実に処理する

パワハラ防止の大切なポイントは2点ある。1つ目は、加害者になりやすい管理職層と医師にパワハラの正しい知識を付けさせること。同じ研修を繰り返し実施することで、加害者を減らして被害者が組織内で声を上げやすい職場をつくっていくことが肝要になる。関心がない医師や管理職がいる場合は、院内研修として強制参加に近い形で複数回開催するくらいの意気込みも重要だろう。

2つ目は、訴えがあったパワハラ案件を確実に処理すること。これが意外と難しい。パワハラ告発の窓口を設けると、多くは匿名で報告が来る。中には加害者の名前も明示されておらず、対処しようがないケースも出てくるはずだ。できるだけ具体的に告発してもらうよう院内に周知しつつ、もし告発があった場合は病院の経営課題として調査を徹底的にやる。これは、病院の経営者層やパワハラ対策委員会の役割になるだろう。

加害者に注意する際は証拠を集め、院内ルールに基づき懲戒処分も辞さない姿勢で改善を促したい。注意してかえってパワハラが悪化することが起きると、パワハラを訴える職員はいなくなってしまうからだ。加害者が医師の場合、「今いなくなられると次

パワハラは「組織的な問題」に落とし込もう

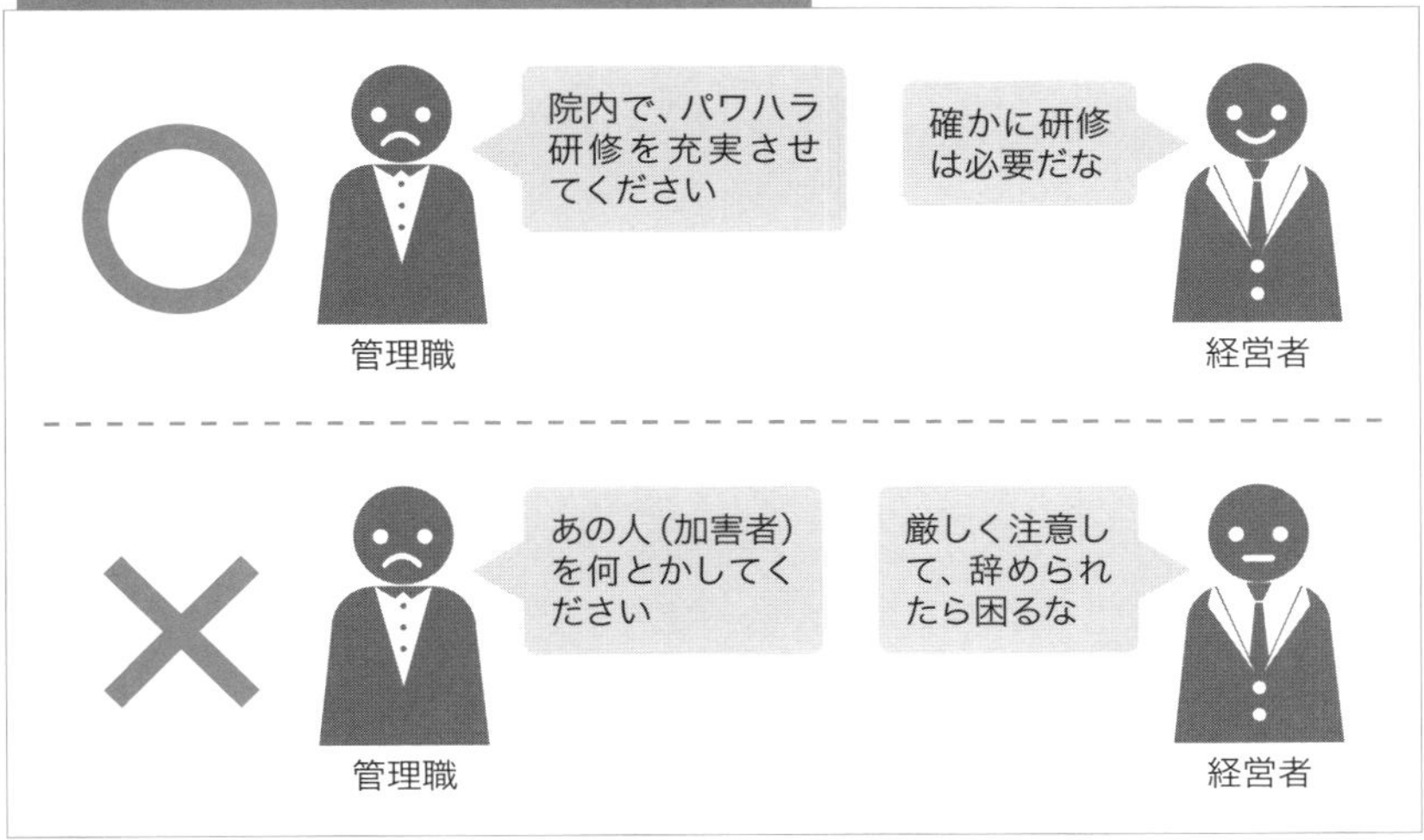
院内で、パワハラ研修を充実させてください
確かに研修は必要だな
管理職
経営者
あの人（加害者）を何とかしてください
厳しく注意して、辞められたら困るな
管理職
経営者

を探すのが大変」と、経営者層や対策委員会がパワハラを黙認する例もある。これでは本末転倒も甚だしい。

パワハラのない職場にするため経営者をどう動かすか

立花のように中間管理職になれば、部下をパワハラから守らなくてはならない場面が出てくる。組織のトップがパワハラ防止を主導することが大切になるため、トップの心を動かす必要があるが、ここで「当事者間の問題」にしてしまうと、「今辞められると困る」などの目先の状況が障害となり、解決に結び付きにくくなる。そこで、まずはトップたる経営者に「組織全体の問題」として捉えてもらうようにするのがポイントだ。パワハラが疑われる事態の発生を告げ、「パワハラ研修の開催」や「アンケートでの実態把握」「対策委員会の機能の充実」などのアクションを提案する。こうした動きがあるだけで、加害者に一定のプレッシャーをかけられる。

加えて、部下のメンタルケアも大切だ。状況をヒアリングし、気持ちに寄り添い、対処法を一緒に考える。外部のプロに支援を仰ぐのも一手だろう。組織的な対策を取る際は、その進捗状況を対象者に伝える。人事部門などに職員の異動を提案・相談するのも一法だ。

「なるほど、院長も自分がスカウトした手前、ピンポイントでその医師を厳重注意できないのなら、病院全体で研修を徹底してもらうよう言えばいいのね」

「一番大切なのはトップの覚悟なんだよ。小さなパワハラを放っておくと、〝パワハラが許される職場〟という空気ができてしまい、各所でパワハラがまん延することが多いんだ」

裴の言葉に財津もうなずいた。

「院長が『いざとなれば懲戒解雇も辞さない』という毅然とした態度でパワハラ根絶に臨まないといけないんだな」

「みんな、ありがとう。明日、院長にパワハラの研修会の開催やパワハラ対策委員会の設置を提案してみるね」

「鬼の目にも涙か。美希さんも泣くことがあるんだなあ」

今川が笑顔でちゃかすと、立花は恥ずかしそうに涙をふいた。

memo

パワハラの解決には経営者の決断が最重要。経営者の心を動かすには、パワハラを「組織的な問題」として考えてもらうようにする

第11章

自分の病院の強み・弱み、把握してる？

運営方針を立てる前に「SWOT分析」で現状を知る

裴が「モンマルトル」に入ると、今川は初めて見る男性と食事を始めていた。

「おっ、裴！ ごめんな、電話で呼び出して。紹介するよ。俺の大学の先輩の酒井正志先生。サッカー部のキャプテンで、〝鬼の酒井〟って怖～い先輩だったんだ」

「酒井です」と、大柄な男性が会釈する。

「裴です。はじめまして」

「先輩、裴は元外科医なんだけど、今は医療経営コンサルタントなんっすよ。一応、その世界ではまあまあ有名らしいです」

「まあまあって……」

「経営コンサルタントですか。実は相談に乗ってもらいたいのです」

酒井が大きな体を縮めながら申し訳なさそうな表情を浮かべた。

酒井は都心近郊で95床の病院の院長をしている。父親から3年前に継いだ病院で、「急性期」をうたっているが、これといった特徴がなく、医業収益も低下傾向にある。近ごろは医師や看護師の離職が相次ぎ、病院全体の士気も低く雰囲気も暗い。近隣には大学病院や500床クラスの急性期病院等の総合病院が複数あり、これからどう病院を運営すればよいか悩んでいた。

「酒井先生、先生の病院の売りは何ですか」

裴が尋ねる。

「うーん、何だろうなあ。職員がみんな丁寧で親切ってよく言われるけど。それと、整形外科の手術件数は結構多いと思います」

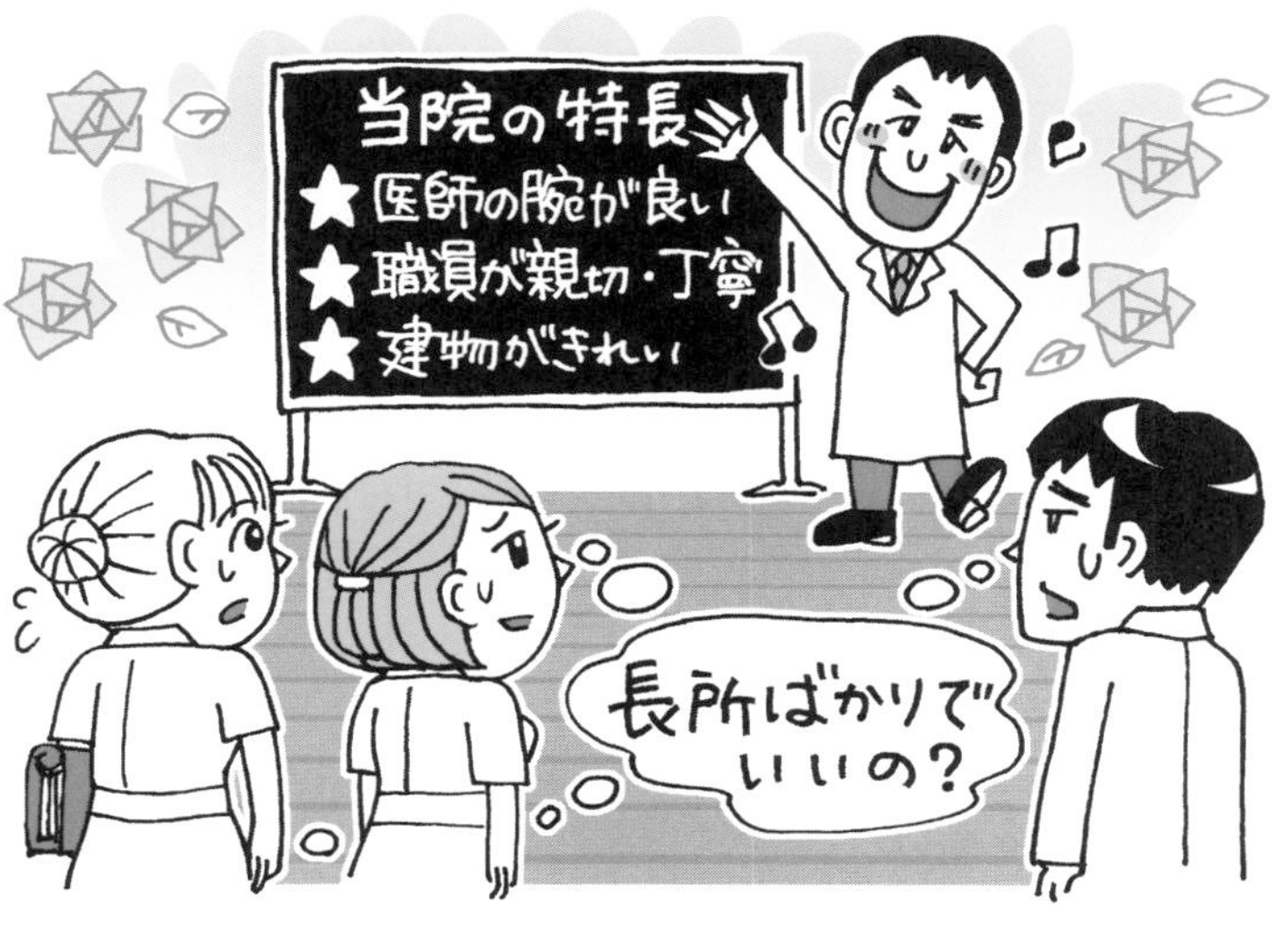
当院の特長
★医師の腕が良い
★職員が親切・丁寧
★建物がきれい
長所ばかりでいいの？

「なるほど。では、弱点は何でしょう」

「弱点……。周りの病院と比べると弱点だらけですね。職員が定着しないことや、売り上げが落ちて新しい投資ができないことでしょうか」

「分かりました。では、これから病院が成長していくチャンスってありますか。特に外部環境に目を向けた場合に思い当たることです」

「やはり、今流行のリハビリや在宅医療に参入することかな。でも、どれくらい在宅医療のニーズがあるのか、ちゃんとは調べてないですね」

「なるほど。じゃ最後に、先生がコントロールできない外部環境の変化で、経営のリスクになりそうなものは何か考えつきますか」

「そりゃ、診療報酬が下がるのはつらいですよ。あと新しい病院がこの地域に参入するとか。うちは外来も結構やってるから、きれいなクリニックが近くに来るのも困ります」

話をじっと聞いていた今川が手を挙げて会話に割り込んできた。

「はいはい！　今の質問ってもしかしてスウォット（ＳＷＯＴ）分析？」

「おっ！　経営の勉強してきてるね～」

裴が笑顔を今川に向けた。

Keyword　SWOT分析

SWOT分析は、既存の取り組みの改善点を見いだすほか、新規の取り組みを検討する際にも有効です。「新病棟を整備する」「健診事業を始める」といった際、自法人の強みや市場環境などを定量的なデータに基づいて分析すればより的確な戦略を打ち出せるはずです。

「SWOT分析？　それって何ですか？」と酒井がすかさず尋ねた。

自院の立ち位置、方向性を四分割で分析

SWOT分析とは、「Strength」「Weakness」「Opportunity」「Threat」の頭文字を組み合わせた造語で、自らの立ち位置を分析し、今後どのように進むかを考えるために行う分析手法をいう。特に長期的な方向性を検討する場合に有効だ。

病院のSWOT分析をする場合、

- **強み（Strength）**➡自院の強み・特筆すべき機能
- **弱み（Weakness）**➡自院の弱み・足りないと思われる機能
- **機会（Opportunity）**➡制度や外部環境の変化に伴う自院のチャンス
- **脅威（Threat）**➡制度や外部環境の変化に伴う自院に都合の悪いことやリスク

の４つを箇条書きで出していく。

例えば「強み」を例に取ると、病室が広くてきれいなどの設備面や、ある手術の件数が県内トップであるといった実績面が挙がるだろう。「弱み」としては、駅から遠いなどの立地面、法人内に医療機関が自院しかないなどの関連施設の問題が出てくるはずだ。

SWOT分析を行う際は、経営者や一部の幹部だけでなく、多職種が集まる会議で「強み」「弱み」を自由に挙げてもらった方が、様々な視点に出合える。その際に気を付けたいのが、定量的なデータや事実を基に分析すべきこと。感覚的な内容を入れてしまうと、客観

病院のSWOT分析の例

S（強み：Strength）	W（弱み：Weakness）
・「在宅療養支援病院」の指定を受けている（機能） ・個室が多い、病室が広い（設備） ・○○手術の件数が県内トップ（実績） ・○○手術の権威である整形外科医がいる（人材） ・法人内に通所リハビリテーション事業所、看護学校がある（関連施設）	・駅からバスに乗る必要がある（立地） ・旧棟を建て替えなくてはいけない（設備） ・救急件数、訪問診療の件数が下降線（実績） ・看護師の離職率が全国平均より高い（人材） ・法人内に医療機関が自院しかない（関連施設）
O（機会：Opportunity）	**T（脅威：Threat）**
・高齢化による診療圏の潜在患者数の増加（立地） ・病床機能の明確化と地域連携の推進（制度） ・医療と介護との連携を推進する流れの強化（制度） ・低侵襲手術の技術が開発（技術）	・診療報酬改定による病院外来の点数引き下げ（制度） ・新規クリニックが近隣に開業する可能性（競合） ・医療事故に対する社会の関心が高い（社会情勢） ・若年者人口減少の可能性（立地）

的に自院の立ち位置を分析できなくなる。

例えば、「職員が丁寧で親切」を強みとして挙げるなら、患者アンケートでその結果が得られたのか、病院ランキング本にそう紹介されたのか、職員の声を集めた結果なのかなど、それを裏付けるデータがいる。整形外科の手術が多いことが強みなら、他院との比較や自院での経年的変化を検討した上での強みとしなければならない。

機会や脅威を考える場合は「ＰＥＳＴ分析」を

機会や脅威を考える際には、外部の環境を冷静に見る目が必要だ。参考になるのが、ＰＥＳＴという考え方。政治的（Ｐ＝Political）、経済的（Ｅ＝Economical）、社会的（Ｓ＝Social）、技術的（Ｔ＝

PEST分析

外部の環境変化を以下の四つの要素に分けて体系的に分析する

- **P**（政治的環境要因：Political）➡ 法規制、税制、政治団体の傾向など
- **E**（経済的環境要因：Economical）➡ 景気、物価、成長率など
- **S**（社会的環境要因：Social）➡ 人口動態、治安、自然環境など
- **T**（技術的環境要因：Technological）➡ 技術の開発・普及度、特許など

Technological）の頭文字を取った造語で、外部環境を網羅的・体系的に見るのに有用だ。

一般的には、政治的な環境要因として法規制や税制、政治団体の傾向があるが、これを病院の環境に読み替えれば、診療報酬改定や医療法人制度・医療法の改正、新型コロナウイルス感染症（COVID-19）の感染拡大による医療制度の変化などが挙げられる。同様に、経済的環境要因は景気の悪化による受診抑制、社会的環境要因は病院のある地域の人口減少や治安の悪化などが該当し得る。技術的環境要因としては、新たな治療法の普及やオンライン診療、ＡＩの一般化などが挙げられるだろう。

とはいえ、こうした環境要因を把握するには、医療制度を勉強し、常に情報収集をしていないといけない。まずは、ＳＷＯＴ分析のうち、「強み」「弱み」だけでも明確にし、強みは伸ばし、弱みは克服するだけでも、随分と良い病院になるはずだ。弱点に目をそむけていたずらに悩んだり、やみくもに新規の取り組みをするのでは、時間と労力がいくらあっても足りない。経営は大局的な視点で、定量的なデータや事実を基に考える姿勢が大切だ。

「そうですね。考えてみれば、毎日が雑務に追われ、じっくりと経営分析をしたり、現場の問題点を把握する時間が取れていないと思います」

酒井が大きな背中を丸める。

「自院の分析をすれば、地域で必要とされている機能が見えてくるかもしれないですよ」

裴が真剣な眼差しで酒井を見つめた。

「院長になると、経営会議でも様々な情報が入ってくるけど、それが憶測や推測、伝聞なのか、事実なのかをじっくり判断していませんでした。まずは自院の強みと弱みをデータに基づき分析してみます」

こう言って酒井はワインを一気に飲んだ。

「『機会』と『脅威』を考えるときは、地域のニュースや地元の会合などで得る情報が結構使えます。もちろん、日本の医療全体の動向は把握しておいた方がいいですけどね」

「経営者になっても勉強の毎日だなあ。我々、劣等生には厳しいですね、酒井先輩！」

今川が笑いながら酒井のグラスにワインを注いだ。

「お前と一緒にするな！　とりあえず、すべきことが見えてきて安心できたよ。裴さん、ありがとう！」

酒井の明るい声が響き渡った。

memo

組織の長期的な方針を立てる際は、まず自らの立ち位置を「強み」「弱み」「機会」「脅威」の４つに分類して把握するのが大事

第12章

「無駄・ムラ・無理」が赤字部門を生む

整理整頓の現場への浸透が収益改善につながる！

立花の強いリクエストで、ジビエ料理の店「デリカ」を4人で予約したのだが、財津の姿が見えない。みんなが心配し始めたころ、財津が遅れてやってきた。

「ごめん財津くん、もう食べ始めちゃった」

立花が片手を挙げて財津を呼ぶ。

「いいよいいよ、こちらこそ遅れて申し訳ない」

疲れた顔をしている財津を見て、裴が聞いた。

「何かトラブルでもあったの？」

「朝まで当直で、朝5時から行った緊急内視鏡がバタバタの始まりで……。あ〜、ほんと疲れたよ」

話を聞くとこうだ。

東京セントラル病院で行った早朝の緊急内視鏡検査で、ちょっとした事件が発生した。財津が特殊な鉗子（内視鏡用器具）を使おうとしたところ、それがいつもの収納場所になかったのだ。

内視鏡室の看護師たちが必死に探し、鉗子はすぐ近くの棚から出てきた。どうやら前日勤務していた看護補助者が誤って移動させていたようだ。患者は既に内視鏡室に入っており、20分ほど待たせることになった。

「処置は無事にできて、大事には至らなかったんだけど、あれは焦った」

「事故につながらなくてよかったね」と裴がうなずく。

「前から問題だと思っていたけど、うちの内視鏡室って収納場所が少なくて棚から物があふれているんだ。日勤の人が気を利かして片付けてくれたのかもしれない」

「うちもそうよ。手術室や薬品庫でも物があふれている

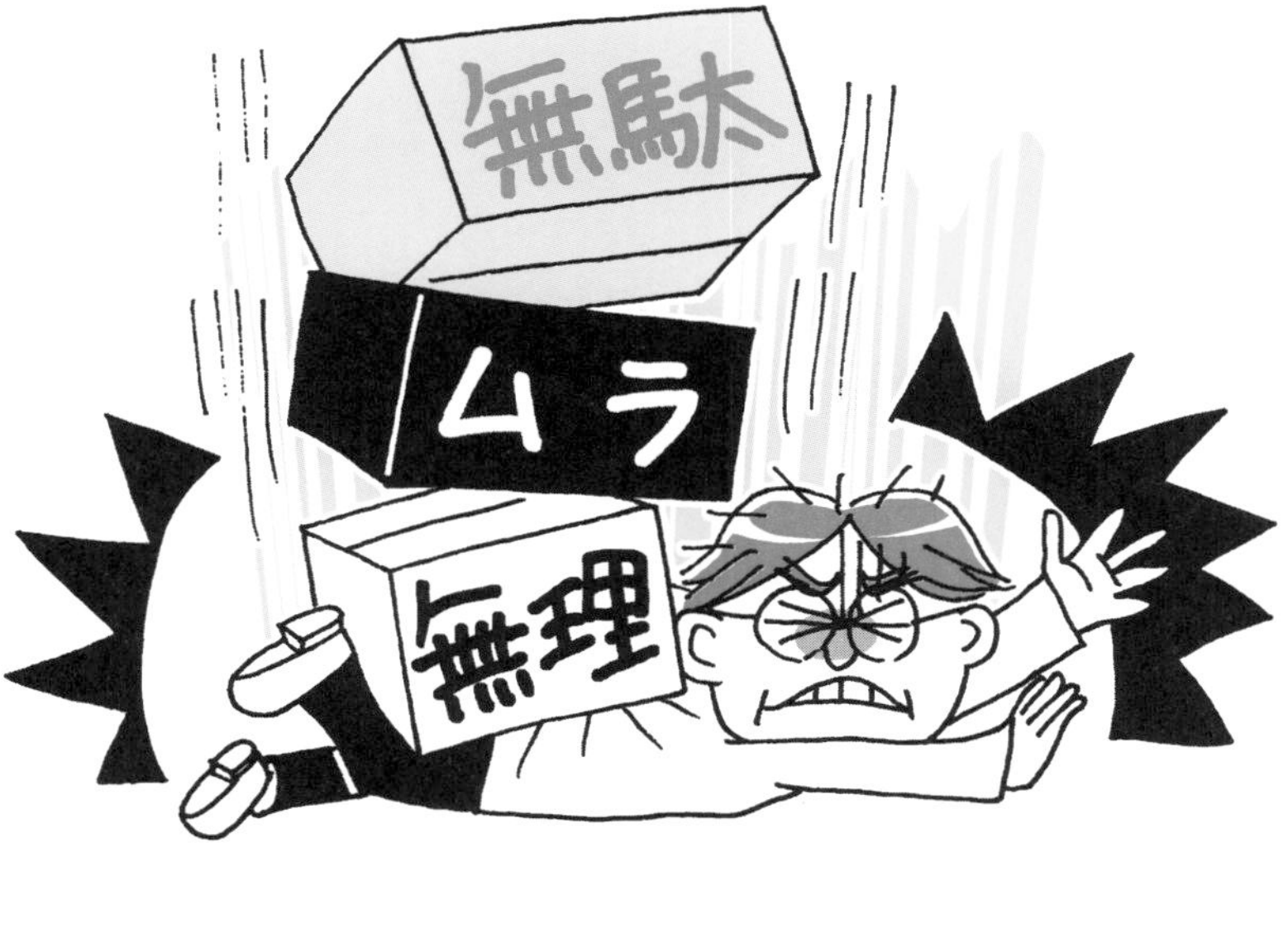

わ。消費期限切れで捨てるものも結構あるって聞くなぁ」と、立花も料理を食べながらうなずいた。

「院長になって分かったけど、クリニックにとって在庫管理って結構大事なんだよ。それでもこの前、注射器を買い過ぎちゃった」

今川は物品管理の難しさが身に染みているようだ。

「みんな、実は物品コストの裏には膨大な見えにくいコストが眠っているんだよ」と、裴が口を挟んだ。

「えっ？ 何よ、膨大な見えにくいコストって？」と、立花が聞き返した。

物を探す時間にも人件費がかかっている！

医療機関経営は厳しい時代になっている。新型コロナウイルス感染症（COVID-19）の流行に伴う補助金などで黒字化する病院が目立ったが、補助金などを除くと8割近くの病院が赤字となった調査もある。アフターコロナの時代を見据え、医療機関の継続には、コスト削減は必須の取り組みになる。医療機関の管理職になると、経営会議などで部門ごとの収支を知らされる機会も多い。赤字部署の長は、収益改善のプレッシャーにさらされる。

管理職は、コスト削減の取り組みを部下と協力して組織ぐるみで行う必要がある。しかし、

Keyword　見えやすいコストと見えにくいコスト
コストには、過剰・不要な在庫という「見えやすいコスト」のほか、非効率な作業に多くの時間をかけることによる人件費などの「見えにくいコスト」があります。収益改善につながる効果なども職員に伝え、こうしたコストを削減していくことも管理職に求められます。

「残業代を減らす」「材料を安価なものに変更する」「業務を効率化して人員を少なくする」などのコストを減らすアプローチは、うまく説明しないと部下の反発を招くことになる。

コスト削減の方法を考える前に、まず「コストとは何か」を知っておきたい。コストには2種類ある。「**見えやすいコスト**」と「**見えにくいコスト**」だ。

買い過ぎてしまったり、買ったのに廃棄する物品のコストは、見えやすいコストだろう。在庫を多く抱えると、それだけ保管する場所も必要になる。この場所代もコストになる。

見えにくいコストとしては、「物を探す時間分の人件費」がある。今回の内視鏡用の鉗子が見つからなかったケースでは、20分処置が遅れた。その間、関わっていた職員の分だけ、無駄に人件費がかかったことになる。このほか、物品の選択ミスで医療事故が発生した場合の処理コスト、在庫切れに気づかなかったことによる治療機会の損失なども考慮しなくてはならない。コスト削減を進める際は両方のコストに気を配り、改善点を探る必要がある。

コスト削減に効く5つの「S」と3つの「ム」

部下を巻き込んでコスト削減をする際に使えるのが、「5S活動」という意識付けの手法だ。5Sとは、「整理」「整頓」「清掃」「清潔」「しつけ」の頭文字を取ったもの。環境整備の一環として5S活動に取り組む医療機関は多いが、管理職はこれを「収益改善のツール」として捉えたい。

つまり、5S活動を実行することで、先ほどの「見えやすいコスト」「見えにくいコスト」を減らしていくのである。整理整頓によって物品のありかを分かりやすくすれば、見えにくいコストだった「物を探す時間」を短縮でき、医療安全の向上にもつながる。在庫管理をより効率的に進めることで、物品を適切なタイミングで補充できるようにもなる。部下に説明するときは、単に「整理整頓を心がけよう」と言うのではなく、収益改善につながること、患者の医療安全に寄与すること、無駄な残業が減ることなどの効果も伝える。

5S活動のほか、「コスト削減のためには、

「見えやすいコスト」と「見えにくいコスト」

【見えやすいコスト】

過剰な在庫：山積みになった薬品や医療材料・器具などの購入コスト

不要な在庫：購入したのに、結局使われずに処分される物品のコスト

保管場所のコスト：不要な物が収納場所を占めている場合、必要な物品を置くためにさらに場所を確保する必要がある。新たに棚を設けるためのコストや、その場所の賃料・土地代など

【見えにくいコスト】

物を探す時間：物品がすぐに見つからない場合、職員が時間をかけて探す必要がある。その時間だけ、人件費が発生している。手術室など部屋の稼働率も下がる

アクシデントの処理費用：物品切れや、物品の選択ミスによって適正な結果が得られなかったり、事故が発生した場合はその処理にコストが発生する

在庫切れによる機会損失：在庫管理ができておらず物品切れが発生した場合、やむなく手術日を遅らせたり他院に紹介するなどで治療の機会を逸することがある。その分、収入が減る

3つの『ム』を減らすべき」という考え方もある。3つの「ム」とは、無駄・ムラ・無理のこと。これらは本来必要のないものに時間や労力を消費したり、経営資源の投入量に一貫性がなかったり、目標達成に必要な時間や労力、経費などが不足・偏在している状態のことだ。この3つの「ム」を是正すると、自然とコスト削減につながるといわれている。医療現場では、次の業務に「無駄・ムラ・無理」が隠れていることが多い。

(1)慣例になっている業務

当初は目的があって実施していた作業だが、今では意味がなくなった、または薄れてしまっているもの。例えば、電子カルテを導入してモニターで確認できる情報を、慣習的に紙ベースで出力して確認している場合などが当てはまる。

(2)担当者が頻繁に変更されている業務

転勤や異動などによって、担当者がコロコロと代わっている業

コスト削減に効く「5S」とは

整理	「いるもの」と「いらないもの」を区分していらないものは捨てること
整頓	いるものを素早く取り出せるように置き場所、数量、置き方を決めること
清掃	身の回りや職場を掃除し、ゴミなし、汚れなしの状態にすること
清潔	点検によってゴミなし、汚れなしの状態を保つこと
しつけ	整理・整頓・清掃・清潔を計画通りに実行し、習慣化させること

務は目的や責任があいまいになりやすい。無意味だと思いながらも「先代が実施してきたからとりあえず続けよう」と判断している業務が多くある。

（3）特定の人しか理解していない業務

業務内容を1人の担当者しか理解していない場合は、「無駄・ムラ・無理」が隠れている可能性が高い。その担当者が定期的に業務内容の見直しや改善をしていないことが多いからだ。周囲の職員も業務の中身が分からないため、指摘しにくい。

（4）責任の所在がはっきりしない業務

誰も責任を負わない業務は、手が空いている人が実施したり、その都度担当が代わったりして業務の質が一定に担保されず、ムラが多い。

5S活動を実施し、3つの「ム」を見直せば、日常業務が効率化され、生産性が上がる。医療機関は多職種が働いているため、それぞれの考え方や主義で業務を行うケースが目立つ。お互いの業務フローについて、多職種で意見交換をしながら定期的に見直すことがコスト削減には有効だ。

「考えてみれば、内視鏡室にはいらないものが大量にありそうだな。そりゃ置き場所も分からなくなるよ。今回のトラブルをきっかけに、整理整頓の提案をしてみよう」

財津は残った料理を勢いよく整理して、元気が戻ってきたらしい。

「手術器具が無くて、治療ができなかったら大きなコストアップだもんね」

立花が頬づえをつきながらつぶやく。

「ムムム……、3つの『ム』か。思い当たることが多いな」

今川は指折り数えている。

「上司は、時には部下から反発されてもコスト削減を断行しなくてはいけないけど、『整理整頓』は部下からすると一番受け入れやすいコスト削減手法なんだよ。あと、整理整頓を通じ、部下にコスト意識を植えつけるのも上司の役割だろうね。整理整頓を意識した管理職自身の普段の行動も重要だよね」

3人は無意識に空いたお皿を重ねながら、裴の言葉に大きくうなずいた。

memo

「整理整頓」と「無駄・ムラ・無理の見直し」はコスト削減に効果的。部下を巻き込んだ活動を通じて、コスト意識を植えつける

第13章

「クレームはチャンス」、その真意は?

改善策に生かそう!「クレーム受け付けの4カ条」

「またやっちゃったよ〜」

今川が青い顔で居酒屋「瀬戸内」に入ってきた。ほかの3人は驚いて一斉に今川を見た。

「何? また駐車違反したの?」

「泥酔して店に迷惑をかけたのか?」

「また電車に上着を忘れたのか?」

「違う!」

即座に否定したが、声にいつもの元気さがない。

話を聞くとこうだ。

今川内科クリニックで患者からクレームがあった。内容は「待ち時間が長く、後から来た患者に先を越された」とのこと。そのクレーム対応を受付職員が行ったのだが、その対応がまずく、さらに患者を怒らせてしまったようだ。怒号を聞いて、院長である今川が対応しようと出て行ったときには既に患者は帰っていた。

職員から事情を聞き、対応のまずさを注意したところ、その受付職員もへそを曲げてしまい、「辞める」と言い出したのだ。実はこうした待ち時間に関するクレームは、秋になって2人目。前回は、その場にいた看護師が何とか患者の怒りを鎮めたのだという。

「ちょっと待って。今川の診療所ってそんな繁盛してたっけ」

財津が驚いて尋ねる。

「まあな。今は患者が多い季節だというのもあるけど、

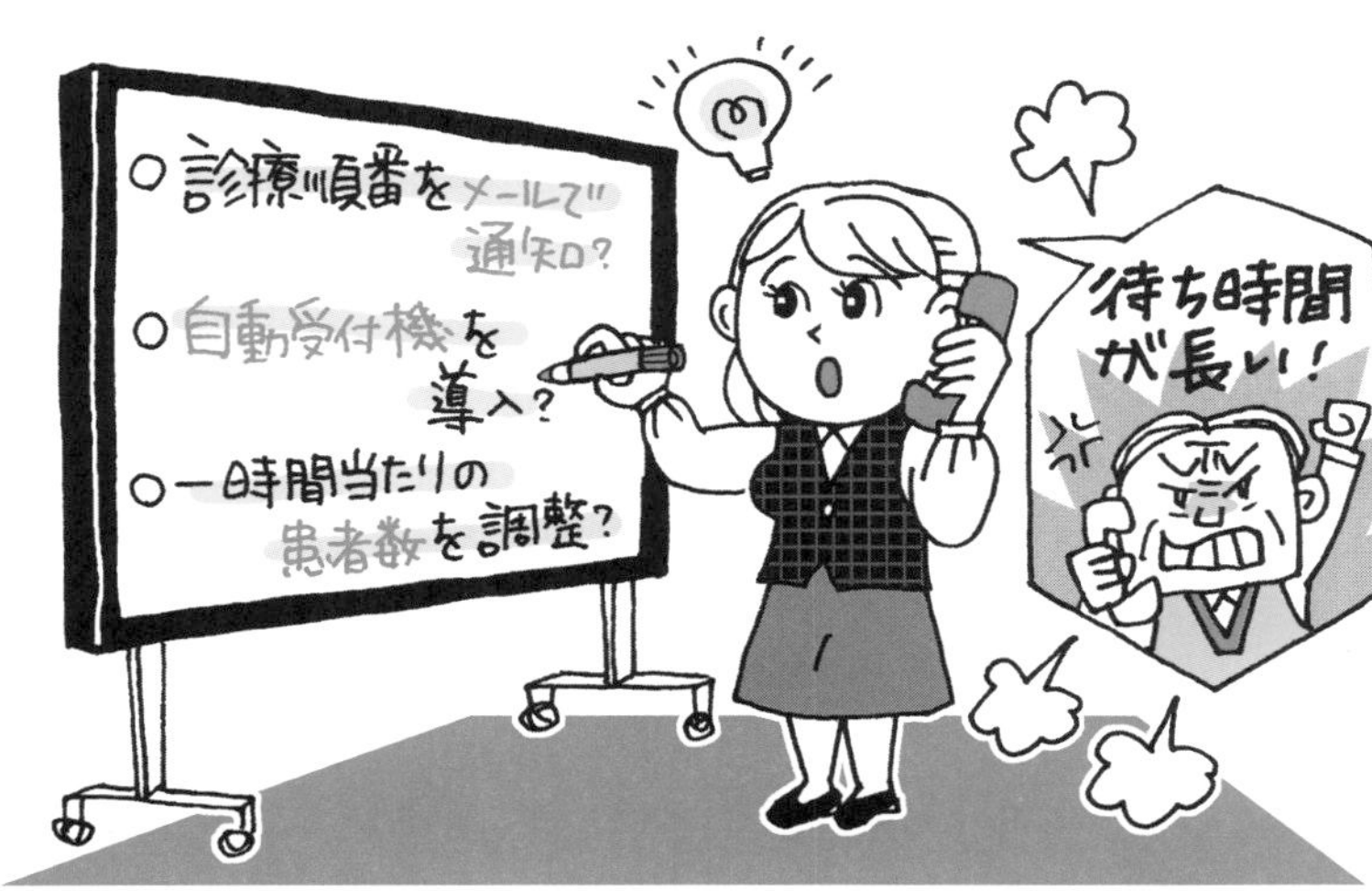
○診療順番をメールで通知？
○自動受付機を導入？
○一時間当たりの患者数を調整？
待ち時間が長い！

夏前から診療スタイルを変えてね。今や『何でも気軽に相談できる今川先生』って人気が出て。これも裴のアドバイスのおかげだよ」

「それは良かった。けど、患者が増えたことで待ち時間が発生するようになったと」

「ああ。今回ばかりは患者さんを完全に怒らせちゃったし、大ピンチだ」

今川がうつむいたのを見て、立花が口を開いた。

「何言ってるの、逆でしょ。うちの病院では、『クレームはチャンス』っていう考えがあるのよ」

「えっ。チャンス？ 美希さん、俺はこんなに困ってるのに何がチャンスだよ」

「いや、『クレームはチャンス』。さすが新東京総合病院、いい考え方だな」と裴がうなずく。

「どういうことだ？」

興味津々といった感じで今川が身を乗り出してきた。

クレームは改善案の宝庫である

「クレーム」は日本語で「苦情」と思われがちだが、厳密に訳すと「要求」になる。一時の感情で、患者が理不尽な内容を苦情として伝えることはあるが、その真の意図は「この点を

Keyword　クレームはチャンス

クレームを言う患者の心には、不安、不満、不備、不快、不足という5つの〝不〟があります。クレームの内容からこれらの〝不〟を見極め、改善すれば、院内環境がぐっと改善します。つまり、クレームは改善アイデアの宝庫だと考えるのがよいでしょう。

解消してくれたらもっと満足するのに」という要求であることが多い。この要求を満足させられれば、患者は納得し、さらにその医療機関のファンになる可能性がある。また改善策を講じることで、潜在的に同様の意見を持つほかの患者の満足度も高められるかもしれない。一方、患者クレームの真の意図を聞き出さず、いい加減な対応をすると火種が大きくなる。初動対応をきちんとすることが大事だ。医療と同じで「早期発見・早期治療」につながる。

まず、適切な初動対応をするには、「クレームは必ず発生する」という発想を持ちたい。「クレームゼロ運動」などの取り組みがあるが、ゼロにしようという考えにとらわれると、職員がクレームを隠す事態が発生する。

クレームを言う患者の心には5つの〝不〟があるという。それは不安、不満、不備、不快、不足だ。クレームの内容からこれらの〝不〟を見極め、改善すれば、院内環境もぐっと患者本位になるだろう。クレームは改善アイデアの宝庫ともいえる。

クレーム受付で考慮すべき4カ条

「**クレームはチャンス**」と考えると、減らすべきなのが「サイレントクレーマー」、つまり不満を感じても口に出さない人であることが分かる。クレームを言わずに不満がたまり続けると、しまいにはもう二度と来ないだけでなく、悪い評判を広める恐れもある。最近はＳＮＳ等でつぶやくこともあり得る。サイレントクレーマーを減らすため、クレームを受け付ける体制をしっかり築くべきだ。クレーム対応の仕組みをつくる際は、次の「４カ条」を頭に入れたい。

第１条　クレーム対応の窓口は明確に

大手デパートなどでは、お客様対応のカウンターを設置し、問い合わせやクレームに対応している。入り口付近に総合案内コーナーを設けてコンシェルジュ機能を持たせている医療機関もあるが、クレーム対応窓口として役割を明確に担っているケースは少ない。

対応窓口を明示していないと、現場の医師や看護師がとっさの応対を迫られる。そうすると、クレームが来たときに「誰が対応するんだ」と右往左往する事態に陥る。患者は、「私の主張がきちんと伝わっているのか」と疑念を持ち、強いフラストレーションを感じるはずだ。

クレームを受け付ける手段としては、担当者を置く以外にも電話、ファクス、メール、ウェブサイト、手紙、投書箱などがあるが、それを分かりやすく患者に周知しておく必要がある。また、こうした窓口を設けても対面でクレームを伝えてくる患者はいるため、最終的に誰が対応するか担当者を決めておきたい。基本的にクレームを処理する際は、心の準備ができていないと、患者に失礼な対応を取ってしまいがち。初動対応をする職員が迷わないためにも、「クレーム対応マニュアル」などを整備し、対応法を共有しておくことをお勧めする。

第2条　職員と患者の信頼関係を大事に

患者が不平・不満を飲み込み、サイレントクレーマーになる背景には、「クレームを口にすると自身に不都合が加わるのではないか」という危惧がある。患者は病気や怪我を治すために医療機関に来ているのであり、「継続して受診したい」という気持ちが根底にあるのだ。

そこで、患者の不安感を払拭するクレームの受け付け体制にする必要がある。クレームを受ける際に患者個人が特定できないようにする仕組みなどだ。また、スタッフのサービスに欠陥があるのであれば、改善を図る際、上司がそのスタッフに「〇〇さんからクレームが寄せられたから」と理由を伝えるのはご法度。患者と職員間の信頼関係が壊れるからである。

第3条　常連からもクレームを集められるように

医療機関に愛着を持ち継続的に来院する常連患者は、職員とも親しい可能性がある。こうした常連患者からのクレームはもらいにくい。不満や苦情があっても、「こんなことを言ったら職員から嫌われるのではないか」「これくらいならまあいいか」と思ってしまうからだ。

だが、常連であるほど医療機関の悪い部分にも気づいているはず。常連患者も気軽にクレームができるように、職員を介さず、匿名で気軽に投稿できる心配りは必要だろう。場合によっては、患者アンケートなどで改善点を能動的に聞き出す手もある。

第4条　役職者が対応してスペシャル感を

現場の一職員がクレームを直接伝えられた場合、速やかに上長またはクレーム担当者が代わって対応すべきだといわれる。病院では診療科長や医長、看護師長、事務長、診療所では院長もしくはベテランの看護師長だ。管理職でも、クレームの内容を聞き出し自分で対応できないと思ったら、すぐにさらに上の役職者につなげる必要がある。クレームを寄せる人は、「あなたには特別に対応しております」というスペシャル感に弱いといわれる。役職者が出て行くことで、患者の真の要求も聞き出しやすい。リーダーの懸命な姿を見て、他の職員は信頼を寄せ、部署のチームワークも高まる。専属担当者を置けない小規模組織では現場リーダーが一元対応することで、クレームから生まれた改善アイデアを蓄積できる。

「そっか、チャンスの意味がよく分かったよ。クレームを言う患者さんがいるってことは、ほかにも同じように思っている患者さんが潜在的にいる可能性が高いんだな。受付スタッフを叱ったのは間違いだった。後できちんと謝っておこう」

今川は反省した表情を浮かべている。

「新東京総合病院では、看護師にクレームが寄せられたらすぐに師長に連絡が行くようになっているわ。師長が対応できない場合は、クレーム処理の百戦錬磨の事務長補佐が担当するわ。病院側に落ち度があったら、きちんと謝罪することが大切よね」

「うちには多分、そんなシステムないなぁ」

得意げな立花をうらやましそうに見ながら、財津がつぶやく。

「クレームを改善に生かすためには、きちんと内容を分析することも重要だよ。今川のクリニックも患者が増えてきたみたいだし、待ち時間対策も含めて、不満足度調査やクレームの分析をしてみたら」

「裴の言う通りだな。まずは、診察の順番が前後することを事前にきちんと患者に知らせなきゃいけなかったんだ。よし、あの患者には俺から謝罪の電話をしよう。善は急げだ！」

今川らしい早い決断を聞いて、皆もうれしそうに顔を見合わせた。

memo

「クレームは改善のアイデア」と捉えて、患者の真の要求を把握するよう努める。クレームに役職者が対応するのも重要

第14章

犬も食わない職種間の対立、どうすれば？

交流を促進する「突破口」を意識して部門の壁を壊そう

「アッタマきた！」

立花はすごい剣幕でパスタをぐるぐるとフォークで巻き始めた。大皿料理を4人でシェアしているのだが、先ほどから立花だけが勢いよく食べている。

「うちの事務長って何も分かってない。いつも効率化とか経費削減とか。職員の方を全然見てないの」

「でも、無駄な経費は削らないと……。事務長もあえて嫌われ役を買って出ているんじゃない？」

なだめようとする裴に対しても、

「だからと言って、看護師の休憩室を狭くするなんてあり得ないわ」と聞く耳を持たない。

話を聞くとこうだ。立花が働く新東京総合病院では、看護師の数が増えてきたため、女性用の更衣室が足りなくなった。そこで、看護師たちがよく使っている職員用ラウンジをリフォームする案が出てきたのだ。そこは看護師専用のラウンジではないが、女性更衣室に近いことから看護師たちがよく使っている。

「病院にも余分なスペースがないのは分かるけど、よりによって憩いの場に手を付けるのは絶対に許せない」

立花の怒りは収まらないようだ。

「いきなりのお達しだったのか？」

今川が切り込んだ。

「看護師側の意見を聞く場を2回設けたらしいわ。でも、看護師も準夜勤や深夜勤で全員がそろわないじゃない。私は2回とも院内研修で参加できなかったのよ。そもそも、うちの病院の医療部門と事務部門ってあまり接点がなく、誰が何をしているかもよく分からないわ」

「どの病院も多かれ少なかれ部門ごとの壁ってあるか

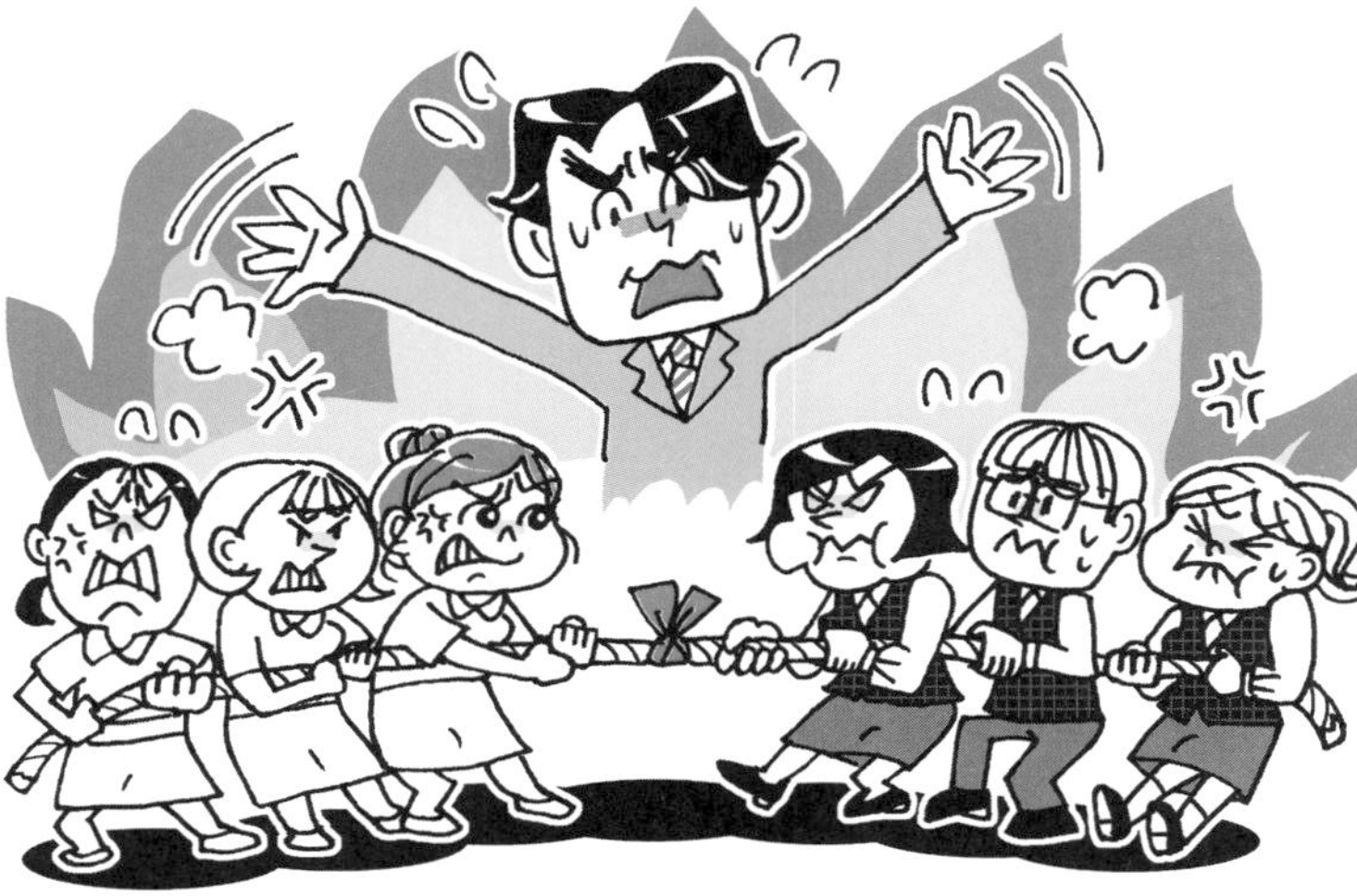

もね。うちの病院は薬剤部と看護部が仲悪いよ、ここだけの話」と財津がうなずく。

「病院って縦割り組織じゃない。風通しが良い組織をつくるのって無理なのかなあ」

白ワインのグラスを傾けつつ、立花がため息交じりに上を見上げた。

「難しい問題だけど、無理ではないと思うよ。そして、そういう組織を作らないと」と裴が語り出した。

「組織横断的プロジェクト」の効用

医師や看護師などの「医療部門」と、経理や人事などを担う「事務部門」との〝壁〟の問題は、古くから指摘されているが、いまだ解決が難しい。医療になじみのない事務職は、医療の世界の根底に流れる「医療人の使命」や「職業倫理」などの理解を深めず物ごとを進めてしまう傾向がある。また、医師は医師、看護師は看護師、薬剤師は薬剤師、と各専門職が個々の考え方や仕事の作法を持っている。同時に、経営的な知識やお金の話に強い苦手意識がある医療職も少なくない。その結果、**職種間の対立**が生まれる。同じ病院内で職員同士の気持ちが離れている環境というのは、少なくとも患者にとっては心地良いものではない。

では、部門間の壁はどう壊すか。お勧めは「突破口」を意識的につくる方法だ。最初から

Keyword　職種間の対立
専門化・分業化が進んだ医療業界は、文化や職業倫理の違いから部門・職種間などで対立が起きやすい環境にあります。こうした“壁”を解消するには、組織横断的プロジェクトなどでお互いの業務内容を知ることが大切です。

全職員が仲良くなれるようにするのは労力がいる。そこで、各部門の何人かを先行的に交流させ、その人たちを窓口役にして全体の距離を近づけていくのだ。具体的な方法の1つが、医療部門と事務部門など他部門同士が同等の立場で、共同で1つの解を見つける「組織横断的プロジェクト」を始めること。例えば、手術室の物品の在庫管理をするプロジェクトなどは好都合だろう。事務部門は、現場で物品をどうストックし使用しているのか、医療部門から実態を聞かなければならない。一方で医療部門は、物品の仕入れの流れやそれぞれのコストなどを事務部門から教わる必要がある。共通目的を持つことで目標達成のために情報を共有しようとし、コミュニケーションを取り始める。そもそも組織間の壁は、互いを知らずに想像や噂で相手を捉えた結果、ネガティブな印象を持ち、築かれることが多い。よって、まずは互いの業務フローを共有する場をつくり、交流を深めることが必要だ。

事務職員が臨床カンファレンスに参加

部門の壁を崩すには、必ずしも経営課題の解決が伴わなくてもいい。ある病院では、臨床カンファレンスに医療職だけでなく事務職も参加する取り組みを始めた。テーマは極力簡単なものに設定。「インフルエンザの感染を防ぐには」「患者が突然嘔吐した時の対応」「採血後に患者が倒れたときの対応」など、診察室や待合での対応策を両部門共同で検討した。

すると、事務職は「看護師が人手不足であること」「ナースステーションにいる看護師は待機しているだけではなく、多くの業務を抱えていること」を知り、驚いていた。一方、医療職は「多くの患者を1～2人で対応する受付職員の業務量の多さ」に共感するようになった。結果、これまで医師と看護師に任せきりだった緊急時の対応について、事務職が患者対応に積極的に関わる形で「緊急対応マニュアル」を作成した。この病院の部門対立は少なくなったのは言うまでもない。部門間・職種間の壁は放置していると自然と高くなる、または勝手に低くならない。意識的に高くなるのを防ぐか、効率的に低くしていく取り組みが必要になる。

職種間の壁の壊し方

① 組織横断的プロジェクトで互いの業務内容を知り、理解を深める

② プロジェクトで数人ずつを交流させ、その人たちを窓口役にして互いの部門の距離を縮める

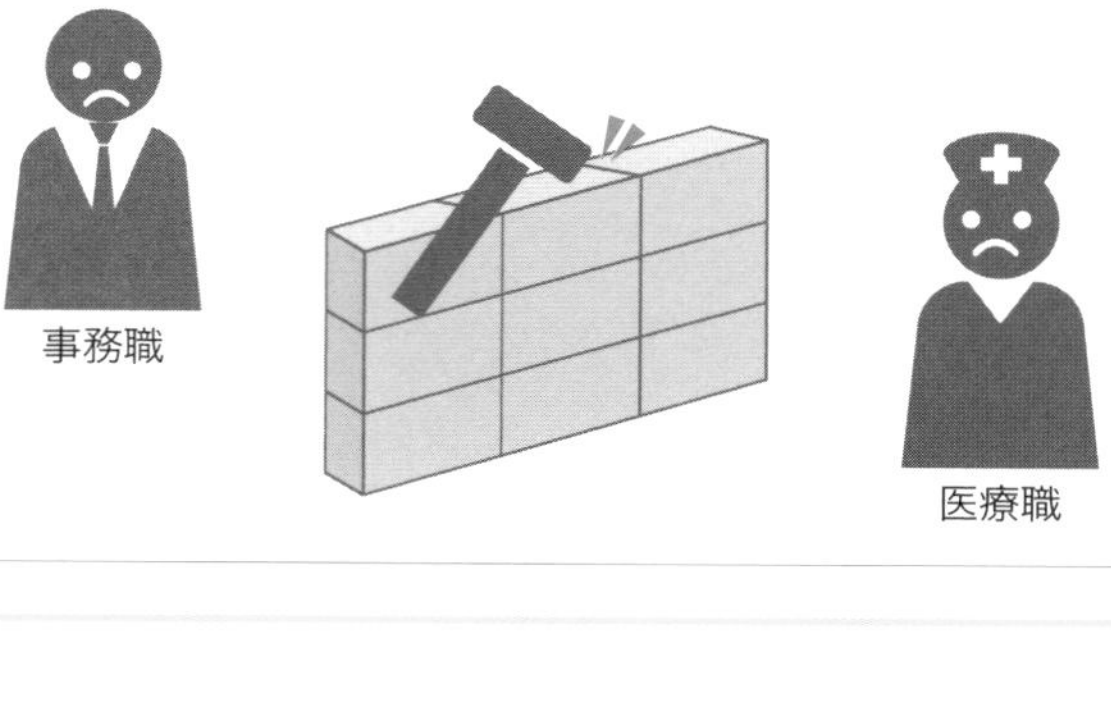

「事務部門を全く知らないのがいけないのかも。私の思い込みで批判してることがありそうね」

立花の発言がややトーンダウンしてきた。

「マネジメント部門は、全体最適を図ることが大きな仕事だから、一つひとつの事象に振り回されることなく〝俯瞰的〟に病院全体を見る必要があるんだよ。今回のラウンジ縮小の件も、事務長なりにほかの選択肢をいろいろと検討した結果の苦渋の選択だったのかもしれないし」

裴が話を続けた。財津も思い当たる節があるようで、大きくうなずいた。

「そう言えば、自分も関係ある部門や部署とは積極的に話をするけど、関係ない部門の職員は、顔すら知らないよ。きっと話をすれば面白い職員もいそうだな」

「よし。私、明日、事務長に直接話をしてみるわ。もちろん、ケンカ腰でなくてね」

「それだけパスタを食べたのなら、ケンカしても勝てると思うぞ」

今川のツッコミに皆が大笑いした。

memo

職種間の壁を壊すには、それぞれの業務内容を理解し合う必要がある。組織横断的プロジェクトなどで、数人の交流から始める

Coffee Break

「ワンピース世代」との上手な付き合い方とは?

「ったく、最近の若い子は……」

多くの病院で耳にするフレーズだ。このフレーズをよく発するのは、課長や部長クラスで中高年以上の世代だろう。「若い世代」と「古い世代」の世代間ギャップはいつの時代もある。どの世代も、嗜好や好み、ライフスタイル、仕事への姿勢など、それぞれの文化や思想を持っている。人類の歴史を考えると、時代とともに変わる価値観や考え方があるのは仕方がないだろう。しかし、世代間ギャップが業務に支障を来したり、部門内対立を引き起こすとなると考えものだ。多くの医療機関の管理職は、「若い世代が自分の考えを理解してくれず、協働が進まない」と悩んでいることが多い。その袋小路から抜け出せず、前述のフレーズを同世代に口にすることで留飲を下げ、思考停止に陥りがちだ。

皆さんは、「ワンピース世代」をご存じだろうか? 漫画『ONE PIECE』(集英社)を読んで育った世代を指す。1997年から『少年ジャンプ』(集英社)で連載されており、史上最速で累計2億部を突破したバケモノ漫画である。その漫画を読んで価値観形成に影響を受けた世代が、「ワンピース世代」である。海賊の主人公が多くの仲間と苦楽を共にして宝探しをするストーリーで、仲間と夢を語り合う姿に共感する読者が多い。「ワンピース世代」の名付け親は、『「ワンピース世代」の反乱、「ガンダム世代」の憂鬱』(朝日新聞出版)の著者である鈴木貴博氏。鈴木氏は、「ワンピース世代は『自分と、ごく一部の仲間たち』のつながりを重視し、上下関係の〝タテ〟の世界ではなく、水平かつ対等なつながりを重んじる〝ヨコ〟の世界に生きている」と述べている。ワンピース世代に代表される若い世代は、会社という上意下達の組織になかなかなじめず、自分本位な言動が目立つという面がある。また、ちまたでは終身雇用・年功序列の神話が崩壊し始め、「会社は個人を守ってくれないかもしれない」という不安がのしかかっている。

管理職が若い世代の思考スタイルを知るため、手始めに「ONE PIECE」を読んでみるのはどうだろうか。筆者も疑心暗鬼で読んだが、若者がなぜはまるのか理解できる。若手と仕事の話をするときに、「ルフィ（主人公）と赤髪のシャンクス（登場人物）の関係性みたいだね」と例えると、うれしそうに話を聞いてくれる。「若者が古い世代の価値観を知りなさい」と上段に構えるのではなく、「若者文化を知ってみようかな」といったフットワークの軽さが管理職としての懐の深さかもしれない。

そう、世代間ギャップを嘆いて思考停止に陥るのではなく、埋めるための方策を考える方が建設的だ。職場での若い世代とのコミュニケーションは子どもや孫とのコミュニケーションにも生かせる場合もある。管理職は人生経験が豊富な世代だからこそ、そこにもう一つ2つ人生経験を追加して積み重ねてみるのはどうだろうか。

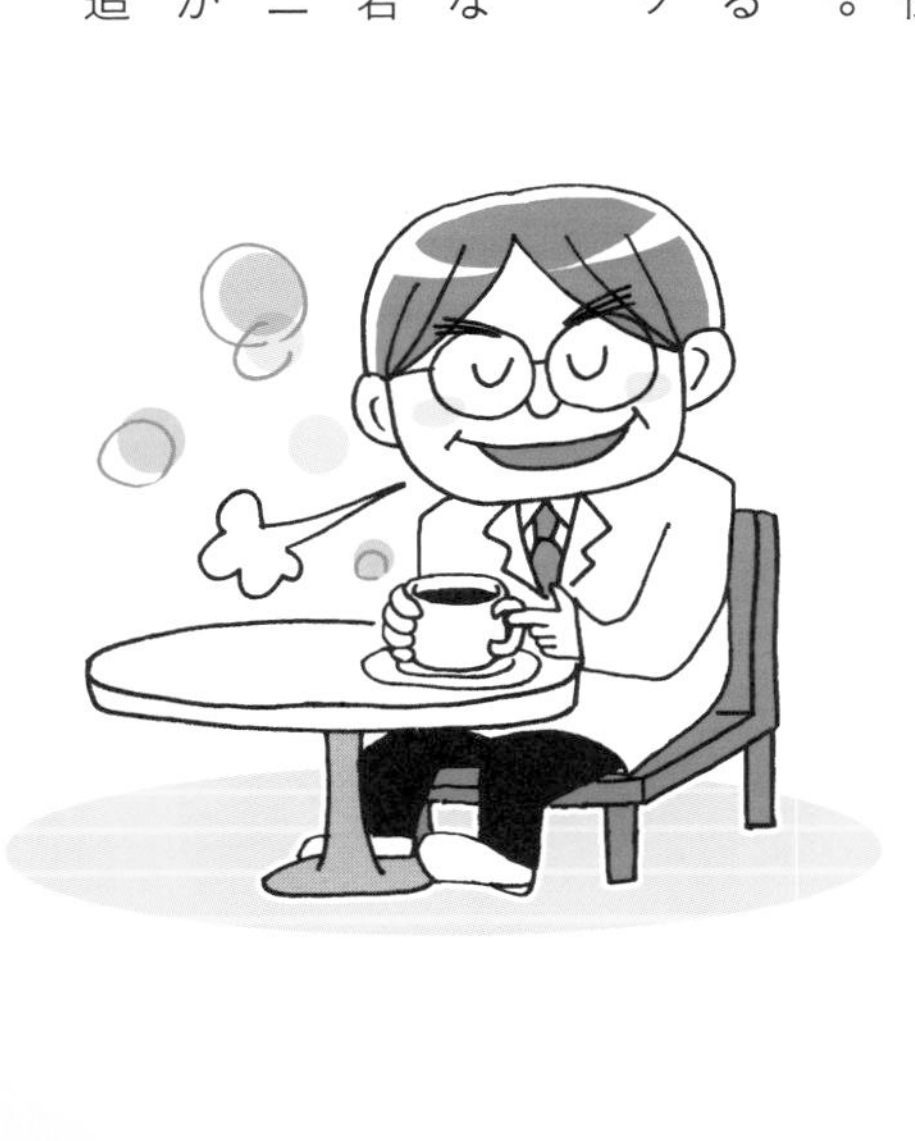

LEVEL 4

冬

最強の組織へ。ここが上司力の見せ所

第15章

なぜ仕事を部下に任せられないのか

部下との信頼関係を築くポイントはこれだ！

年末の繁華街は、夜10時を回っているのに人通りが多い。

「お待たせ～」

立花美希が遅れて「モンマルトル」にやって来た。看護部の忘年会を済ませて来たため、既にほろ酔いだ。財津健太も友人との忘年会を終え、ちょうど10分前に合流したところだった。

「ではそろったところで、改めて今年1年、お疲れ様でした！」

裴英洙の掛け声で4つのグラスが重なった。

4人の忘年会が始まって30分後。

「ったく、最近の若い者は。『やれ』と言っても、すぐに『忙しくて』みたいな言い訳が返ってくるんだよな。俺たちの若い頃はさぁ……」

早くも財津がくだを巻き始めた。

「偉くなったな～」

「順調に年を取っていってるな、財津は」

今川と裴は温かく見守っている。

「ああ、今川と裴が羨ましいよ。独立して自分の好きなようにできるし、次世代の中堅を育てる苦労から解放されているし」

財津が眠そうな目で今川を見た。

「いや、俺だって院長として職員教育をしなきゃいけないから、お前の気持ちは十分分かるさ。大変だよ、最近の若い子は」

今川の意見に立花も同調する。

「部下の育成って本当に難しいわ。仕事をお願いしても、自分の期待通りに行かないし、文句は言うし。正直、自分でやった方が早くない？」

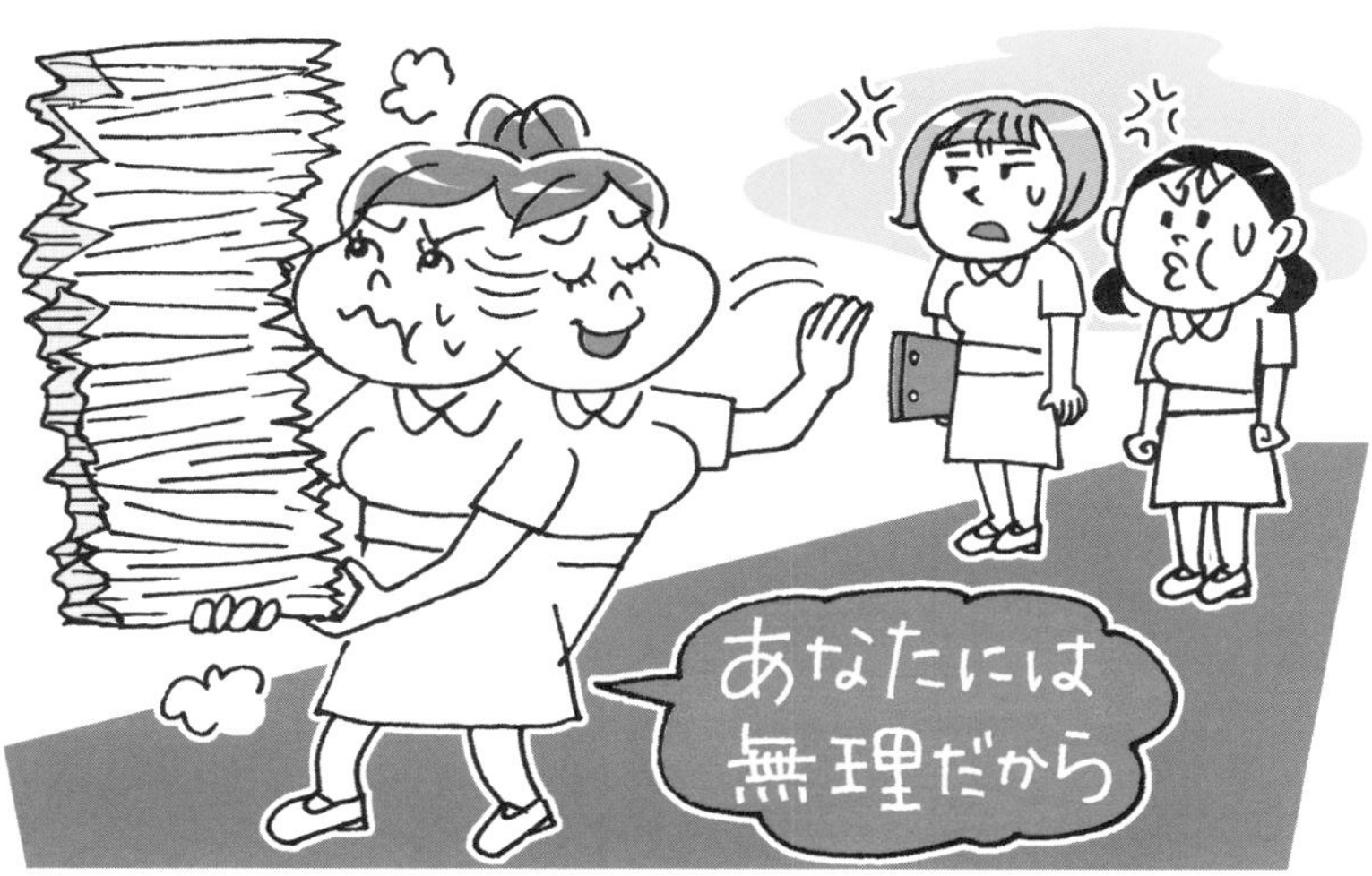

「分かる分かる」

「おいおい、みんな〝デキない管理職〟になってるんじゃない？　部下に仕事を任せられないのは管理職としてまずいよ」

裴が注意したが、今川は「おかげさまで毎日忙しいですよ〜だ」とおどけている。

「じゃ、どうやったら部下にうまく仕事を任せられるのよ？」

立花がグラスを傾けながら、真面目な表情で裴に聞いた。

自分の業務の〝棚卸し〟をする

まずは「部下に仕事を任せられない上司」のチェックリストを挙げてみよう。

- □部下に任せるより自分がやった方が早いし、うまくいくと思っている
- □部下の能力が信頼できないから、自分でやるしかないと思っている
- □仕事の全体を任せず、いつも部分的にしか任せない
- □教えることを面倒臭がる

Keyword　部下に仕事を任せる

チーム力を高めるためには、積極的に部下に仕事を任せ、経験を積ませることが大切です。部下が失敗したときでも、「どうしたら次は成功できるのか」という視点でフォローしていけば、部下との信頼関係を築くことができます。

管理職になると個人としての業績以上に、チームの業績を求められるようになる。確かに、管理職の方が部下よりも経験値が高く、仕事の習熟度や確実性が高いため、「自分がやった方が早い仕事」はたくさんあるだろう。だが、管理職ができる業務量には限界がある。そこで、**部下に仕事を任せる**ことで、チーム全体の業績を最大化するのだ。自らはバリバリ仕事をこなしていても、仕事を任せる能力が低ければ、チームとしての業績は低調なまま。デキない管理職ということになってしまう。

ここで注意すべきなのが、「仕事を任せる」というのは、責任や判断が問われる仕事を任せるということであり、作業内容を指示して「仕事を振る」のとは意味合いが異なる点だ。「仕事＝作業の集合体」「業務＝仕事の集合体」とまずは考えたい。仕事を任せられない上司を観察していると、自分の手元にある仕事から作業だけを切り出して、部下に担当させているケースが多い。自己裁量と自己責任を伴う仕事を担当させないと、部下のモチベーションは上がらず、成長も見込めない。よって、チーム全体の成熟も止まってしまう。

上司は仕事を任せる前に、まず自分や組織全体の業務の〝棚卸し〟をしたい。仕事内容をしっかり分析した上で、部下への教育用と自らのタスクに分類し、ふさわしい部下に任せていく。もし、教育用にぴったりの案件がなかったら、上司自らがふさわしい案件を作り出すことも必要だ。あえて仕事を増やしてでも、部下の成長を優先するのが上司の役割。一時的に教育の負担が増しても、それが後にチーム力のアップという結果をもたらすはずだ。

部下との信頼関係が壊れてしまう「話し方」

部下に仕事を任せる際に、大前提となるのが部下との信頼関係だ。

一般的に、上司の仕事を部下に任せる場合、本人にとってレベルが高かったり未知の仕事だと、部下は非常にプレッシャーがかかった状態に陥る。信頼関係があれば、「あの上司から任されたのだ」と奮起して、能力以上の成果を出してくれるが、信頼関係が築けていないと、このプレッシャーに押しつぶされてしまう部下も少なくない。

信頼関係を築くには、日々の指導の場での積み重ねが重要だ。例えば、部下が失敗したとき、「どうしてできないんだ！」「もっとうまくやれるだろう！」「俺ならこんなミスはしないぞ！」「もっと集中しろ！」と指導していないだろうか。この指導には具体性が一切ないため、部下の行動を変えることはできない。部下は仕事ができない理由を教えてほしいと思っており、上司の指導で仕事ができるようになる経験を積むことで初めて両者の信頼関係が構築される。

ミスを指摘して改善させるときも、上司としての「話し方」がある。例えば、点滴をうまく刺せなかった部下に対して、「どうして点滴を刺せなかったの？」と質問するのはＮＧだ。この質問を続けると、部下はいずれ追い詰められる。そして追い詰められた部下は、自分を守るために言い訳ばかりをするようになる。

部下へのアプローチの仕方を次のように変えてみよう。法則は簡単だ。「どうして（Why）」を「どうしたら（How）」に言い換えるのだ。「どうして点滴を刺せなかったの？」ではなく、「どうしたら点滴を刺せるだろうか」にする。つまり、「何が足りなくて、点滴を刺せなかったのか」「何をクリアできれば、点滴を刺せるようになるのか」などといった、今後の成功のための条件を部下の立場で一緒に考えるのだ。

理解している部分を部下から教えてもらう

部下に仕事を任せる際は、進捗状況をこまめに確認しつつ、部下が指導内容をどこまで理解しているか把握する必要が

部下が失敗したときはこんなアプローチを

◎できなかった理由が分かる場合は、それを**具体的に**伝える

◎ミスの原因を聞く場合は、**「Why」**（どうしてミスしたのか）**ではなく、「How」**（どのようにすればミスしないか）で聞く

◎質問の焦点を、**過去から未来に**変える。過去を問うのではなく、「次は」というワードを使って改善点を探る

◎自分の能力に照らし合わせながら指導するのではなく、**部下ができる範囲で**次善の策を考える

ある。だが、「分からないところはある?」という質問はNG。分からないところが分からない部下もおり、部下がすらすら分からないところを言えるはずがないからだ。

指導内容を理解しているか心配な部下について、理解度を判断するためにお勧めするのが、「部下から教えてもらう時間」をつくること。「前回指導したところを、逆に私に教えるつもりで要約してみて」などと伝える。部下の要約を聞きながら、上司から幾つかポイントになるところを質問すれば、部下の理解度をしっかり把握できるはずだ。人に何かを教えるためには、相応の理解力が求められる。次の指導から部下も集中して聞くようになる。当たり前だが、このとき部下に対して無用なプレッシャーをかけてはいけない。明るい雰囲気で行うことが肝要だ。

上司としては、「前に教えたことを、どうして覚えていないんだ」と再び時間を削って教えることにイライラしてしまうこともあるだろう。そんなときはぐっと我慢して、「今、部下が理解できていないことが判明してよかった。ミスが未然に防げてラッキーだった」と前向きに思うようにしたい。

理解できていない状態を放置されていたのであれば、部下はいずれトラブルを起こしていたはず。トラブルを処理するのにかかる時間は、再度丁寧に教える時間の数十倍必要であることを我々は痛いほど経験しているはずだ。

「うう……。耳が痛いぞ……もうやめてくれ～」

「僕は部下に作業を振っているだけなのかもしれない」

「仕事を任せるって、上司の側も負担が相当大きいのね。覚悟しなきゃ」

　今川、財津、立花の3人ともに思い当たる節があったのか、宙を見ながらじっくりと考え込んでしまった。

「『部下を成長させてチーム力を上げる』か。よし、これ来年の抱負にしよう」

　財津は決意を固めたようだ。裴が続けて言う。

「上司も人間だから、学びながら成長するんだよ。俺だって、この前、部下から『裴さんの教え方では私は成長しませんっ！』って言われたばかりなんだ」

「うーむ、お前も大変なんだな」

　財津の言葉に裴は恥ずかしそうに頭をかいた。

memo

チームカアップのためには、部下に仕事を任せることが大事。成長を促すことを第一に考えた指導方法で、信頼関係の構築を

第16章

退職勧奨……その前にやるべきこと
最低限の労働法規とトラブル回避術を知る

休日のホテルは、結婚式の参列者でごった返している。裴がロビーにあるカフェに遅れて到着すると、立花は1人の女性と話し込んでいた。立花の先輩で、新東京リハビリテーション病院の看護部長をしている鮎川博美だ。相談があるということで、裴は呼び出されたのだった。

「遅れて申し訳ありません。初めまして、立花さんの友人の裴です」

「立花さんと以前、同じ職場で働いていた鮎川です。今日はお忙しい中、ありがとうございます」

「まあ、座ってよ。鮎川さんは今、新東京リハビリテーション病院の看護部長をしているの」

「立花さんは、せっかちなのが玉にきずでして……。今回も彼女に世間話として相談したのが、裴さんを呼び出すようなことになって。すみません……」

鮎川が深々と頭を下げた。

事前に立花から聞いていた話をまとめるとこうだ。

新東京リハビリテーション病院は地域でも有名な大規模リハビリ病院で、200人以上の看護師が働いている。ただ、最近はある病棟で新人看護師が立て続けに辞める事態に陥っている。どうやら、その原因は1人の古参の看護師A子らしい。A子は40歳代前半で、業務態度が芳しくない。だが、同院での勤務が15年以上あり、病院の内情や人間関係をよく知っている。

A子は新人看護師にありもしない噂を吹き込んだり、サボり方を教えたり、病院理念とは反対の行動をそそのかすなど、頭の痛い存在だ。鮎川は3年前に看護部長に着任して以降、A子に何度も注意しているが、一向に改善しない。つい1週間前にも、A子が原因と思われる退職願が若い看護師から出されたばかりだった。

「いわゆる問題職員ですね」と裵がつぶやいた。

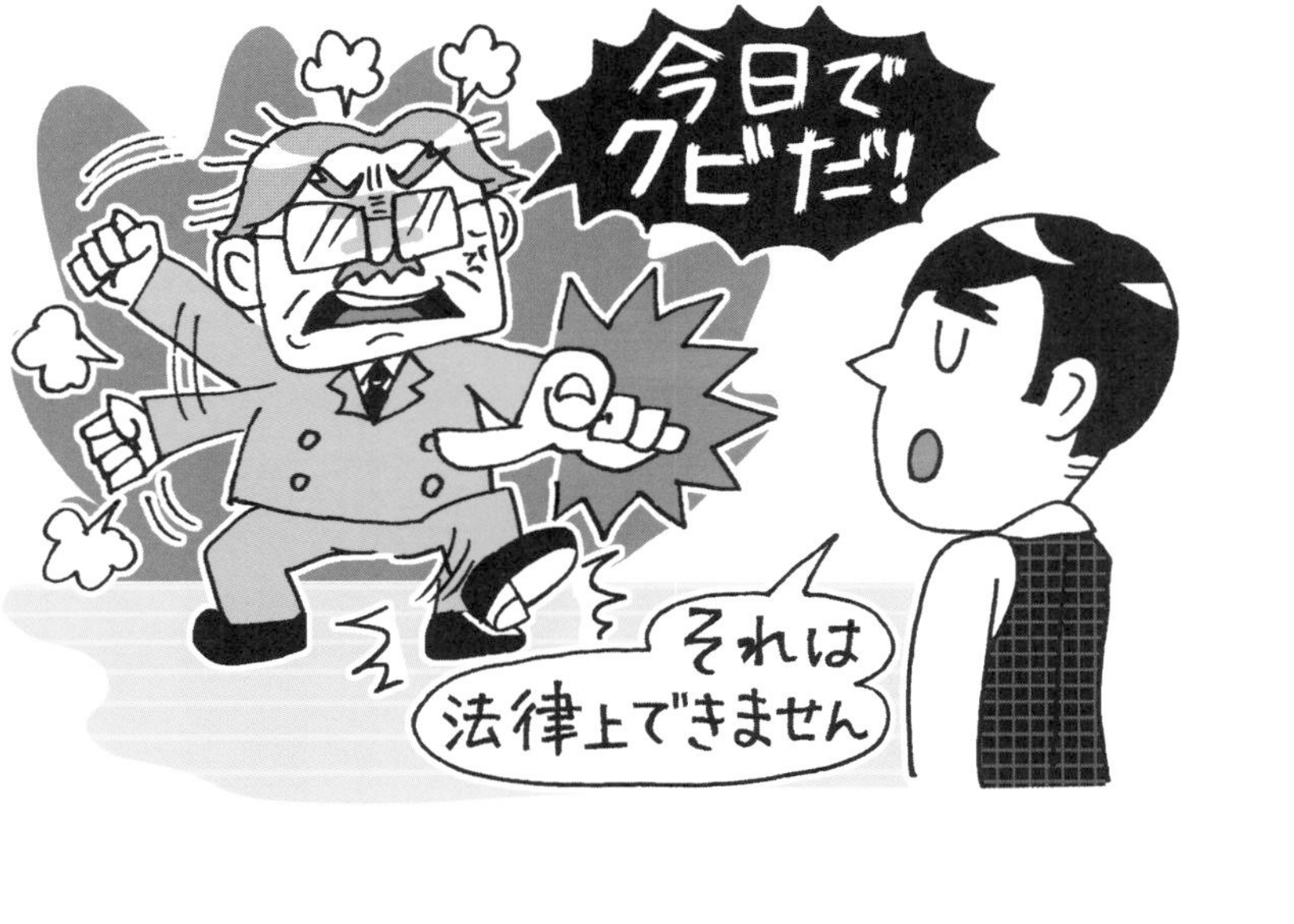

「そうなんです。彼女がいることで組織全体に悪い影響が及んでいます。院長は、『看護師のことは看護部で対応しろ』と任せきりで……。解雇も視野に入れようとは思うのですが、私は人事に関してプロではないので、少し悩んでいまして」

「入職したばかりの新人にとって、身近の先輩にサボり癖があるとモチベーションが下がりますよね」

立花も鮎川の方を向いて同調した。

「たまたまA子さんは新東京リハビリテーション病院のカルチャーと合わないだけかもしれないので、個人攻撃は避けたいですが、組織全体にとって大きなマイナス要因となると、部門長としては何らかの対応は取らなければいけません。あくまでも一般論としてお伝えしますね」

裴は問題職員への対応について話し始めた。

「解雇」は労働関連法規で厳しいハードル

周囲の足を引っ張るような職員や業務態度が悪い職員は、部署やチームの力を最大限に発揮させる際に障害となる。できれば組織から出てもらう方がいいが、そのような人材に限って自分から辞めないことが多い。それどころか、仕事ができる優秀な人材が改善しない部署に愛想を尽かして辞めてしまうこともある。

こうした事態を避けるため、管理職は上長やトップと綿密に相談した上で、組織に合わない人材を外す方法を考慮する必要がある。もちろん、好き好んで「クビ切り」をしてはいけない。あくまでも「最終手段を想定しておく」という意味だ。退職には、次のような代表的なパターンがある。

（1）定年退職・契約期間満了による退職

労働契約で定められた期間が満了したことによる退職がこれに当たる

（2）解雇による退職

医療機関の側から一方的に雇用契約を解除すること。雇用保険法上では基本的に会社都合退職となるが、「自己の責めに帰すべき重大な理由」による解雇は自己都合退職として扱われる（雇用保険法第23条2）

（3）勧奨退職

医療機関側の勧奨によって、職員が納得して退職すること。会社都合退職か自己都合退職かは状況によって変わる

（4）その他の退職

早期優遇退職制度を利用した退職や、完全な自己都合による退職などがある

このうち、問題職員を辞めさせる際は、基本的に解雇か勧奨による退職を選ぶことになるが、解雇については労働関連法規で厳しいハードルが設けられている。

労働基準法第20条では、「解雇をする場合、原則30日前に予告する、もしくは30日分以上の解雇予告手当を支払わなくてはならない」と明記している。また、労働契約法第16条では、解雇に「客観的に合理的な理由」があり、「社会通念上相当である」と認められないと、「解雇権の濫用」として無効になることが定められている。解雇されたことを職員が納得できず、こうした関連法規に違反しているとして労働基準監督署に駆け込むケースも多い。

こうした労働関連法規に関するトラブルを避けるためには、勧奨による退職を目指す方が得策だろう。解雇は使用者の権利だとはいえ、最終手段にとどめておきたい。

退職勧奨も慎重に行う必要あり

勧奨退職は双方が合意した形のため、労働関連法規に抵触しないとされている。だが、**退職勧奨**時の医療機関側の説明が不適切だったり、辞めた職員に不満が残ったままだと、「退

Keyword　退職勧奨
退職してもらいたい職員と話し合いなどをして、自主退職を促すこと。職員との合意の下、退職する形なので、細かい労働法の規制のある解雇とは違い、比較的自由に行えます。ただし、職員に不満が残ったままだとトラブルに発展する可能性もあるので注意が必要です。

職勧奨の際に脅迫、強要を受けた」「職場で嫌がらせされた」などと主張され、訴訟に発展しかねない。医療現場の労働問題に積極的に関与する弁護士も増えており、こうしたトラブルは増加傾向にある。

「ブラック企業」という言葉がメディアに氾濫する現在、労働者の権利を重視する世論は高まっている。そのため、労務関連の訴訟が医療機関の社会的信用を失墜させる恐れもあることを認識したい。トラブルを最小限に抑えつつ、退職勧奨を円滑に行うためには次のポイントを意識するとよい。

（1）本人に問題点を自覚させる

退職勧奨に至る前の指導の場面で、職員の行為が組織に悪影響をもたらしていることを認識させる。問題行為を分析した上で、指導の際に感情的にならずに、「何が問題なのか」「組織にどのような

解雇に関する労働関連法規

労働基準法　第20条

使用者は、労働者を解雇しようとする場合においては、少なくとも30日前にその予告をしなければならない。30日前に予告をしない使用者は、30日分以上の平均賃金を支払わなければならない。ただし、天災事変その他やむを得ない事由のために事業の継続が不可能となった場合または労働者の責に帰すべき事由に基づいて解雇する場合においては、この限りでない。

労働契約法　第16条

解雇は、客観的に合理的な理由を欠き、社会通念上相当であると認められない場合は、その権利を濫用したものとして、無効とする。

影響があるのか」を客観的な事実に基づいて正しく伝える。本人に「このままでは辞めさせられるかもしれない」と心の準備をさせておく（「問題職員への指導法」は72ページ7章を参照）。

（2）問題行為を記録する

これまでの問題行為や指導内容などの記録があると説得しやすい。万が一解雇する場合でも、これらの記録が「客観的に合理的な理由」になり得る。就業規則などに処分の対象となる行為を具体的に規定しておくなど、院内での問題行為の基準も明確にする。

（3）職員を一方的に否定しない

退職勧奨の場では、問題職員に対して一方的に否定しないよう気をつける。「頑張ってくれたが……」「職業意識が高いことは認めるが……」といった前置きを入れ、その職員の働きぶりの一部は認めていることを先に示してから本題に入るようにする。

（4）条件面で有利に取り計らう

一般企業では、退職勧奨をスムーズに進めるために退職時に条件面で優遇する手法をよく取っている。

退職金に一定額を上乗せしたり、消化しきれなかった有給休暇を買い取るなどのバリエーションがある。ただし、一度特例を設けると、それが前例となってしまうので、過度に有利な条件を提示するのは禁物だ。「少なくとも30日前に予告するか、平均賃金の30日分以上の解雇予告手当を支払う」という、解雇の規定に準じる方法もある。

（5）NG行動を知っておく

退職勧奨を行うことは、特に労働法に反する行為ではない。だが、勧奨に応じるかどうかは労働者の自由裁量になる。そのため、医療機関側は退職の「強要」をしてはいけない。例えば、執拗に勧奨を繰り返すのも強要と見られる恐れがある。また、労働条件の引き下げ、合理性に欠けた配置転換、解雇を示唆するような言動も強要とみなされるため、注意が必要である。

面接は「複数人」「短時間」で行う

退職勧奨を行う面接では、誠意を持って、理解・共感してもらえるよう配慮しなくてはならない。職員の言い分もじっくり聞きつつ、医療機関側の意思もはっきりと伝える。その中で、「今までチャンスを与えてきたこと」「残ってもお互いのためにならないこと」「ほかにフィットする組織があるはずだということ」などを伝えていく。

このほか、次の点も注意したい。

◇窓のある明るい部屋が好ましい（陰鬱な気持ちにさせないため）
◇昔からの上司が立ち会う（仕事ぶりを理解した上での退職勧奨であることを理解させるため。1対1だと「言った言わない」のトラブルが起きる一方、大人数だと圧迫感を与えるため、医療機関側は2～3人が適切）
◇面談の時間が長時間にならないようにする。その場で結論を強要するのはNG
◇人格否定、身体的な欠陥、政治・宗教・思想の話、男女差別などはしない

退職勧奨や解雇は、残るスタッフにも影響を与え得る。退職に至る経緯にもよるが、院長や事務長、看護部長等の経営層が過度な悪者にならないように、社会保険労務士などの外部専門家を上手に利用することも必要だ。また、部署の人数が減った際の仕事の分担なども事前に調整し、残るスタッフから負担増への理解を得ておく必要もある。

「色々とアドバイスいただき、ありがとうございます。彼女には何度も口頭で注意をしているのですが、内容の記録はしていませんでした」

「日々の指導事項をノートに書きためておくとよいですね」

「次回は書面での注意もやってみようと思います。それで本人が心を入れ替えてくれるといいのですが。改心しない場合は、退職勧奨もやむを得ないですかね……」

鮎川のつらい気持ちを察して、立花が彼女の手を握った。裴は少し考えてこう言った。

「職員に辞めてほしいとは誰も思いません。ただ、組織全体にとってマイナスの影響を放っておく方が経営としては失策になります。リーダーの使命は個別最適より全体最適を考えることです。彼女が原因で、優秀な人材が辞めてしまう現状があるのでしたら、もう一度院長先生に相談してみてはいかがでしょう？　院長も悩むようでしたら、社労士などの外部専門家に頼むことも重要です」

「そうですね」とうなずいて、鮎川は黙礼をした。

memo

組織の全体最適を考えれば、問題職員の退職勧奨も考慮すべき。訴訟トラブルを回避するよう慎重に行動を

第17章

多職種によるチーム医療の調整役は大変！

様々な職種をまとめるためのポイントは「3つのC」

「だから、リーダーの器じゃないの、僕は！」

居酒屋「がんこ」に財津の声が響く。

「小学校5年生の時の遠足で副班長をしたっきり、『長』とつくポジションをしたことがないんだから」

「また始まった。財津の『リーダー向いていない病』。これ、大体ビール3杯で発症するんだな」

立花、今川、裴の3人は財津の愚痴に慣れてきたため、温かく見守っている。

「ったく、何が『チーム医療を推進します』だよ、聞いてあきれるよ」

財津は30分ほど前から、同じ話を繰り返している。東京セントラル病院が推進している特定のチーム医療のリーダーになったという話だ。

「まあ、チーム医療となると大体、医者がリーダーにされちゃうからな」

今川が同情の目で財津を見た。

「財津くんがリーダーを務めているのは、在宅復帰支援チームだっけ。大変そうだ。仕事や責任が財津くんに降りかかった揚げ句、チームメンバーの1人から『チームが機能していない』と突き上げられるとはね……。そりゃ、『リーダー向いていない病』が出ちゃうかも」

立花も腕を組んでうなずいている。

「こっちが仕事をお願いしようとしても、『私の専門外です』『やったことがないからできません』と勝手なこと言われるんだから、そりゃチームはまとまらないよ」

財津は相当参っているようだ。裴が口を開いた。

「チーム医療って言うけど、多職種をまとめるのって同一職種の部署をまとめる以上に大変だよな。そうだ、財津にお勧めの〝3つのC〟という考え方があるよ」

「何だ？ 3つのCって。裴はいつも3つとか5つとかで語るよな。それってもしかして、『コンサル病』？」

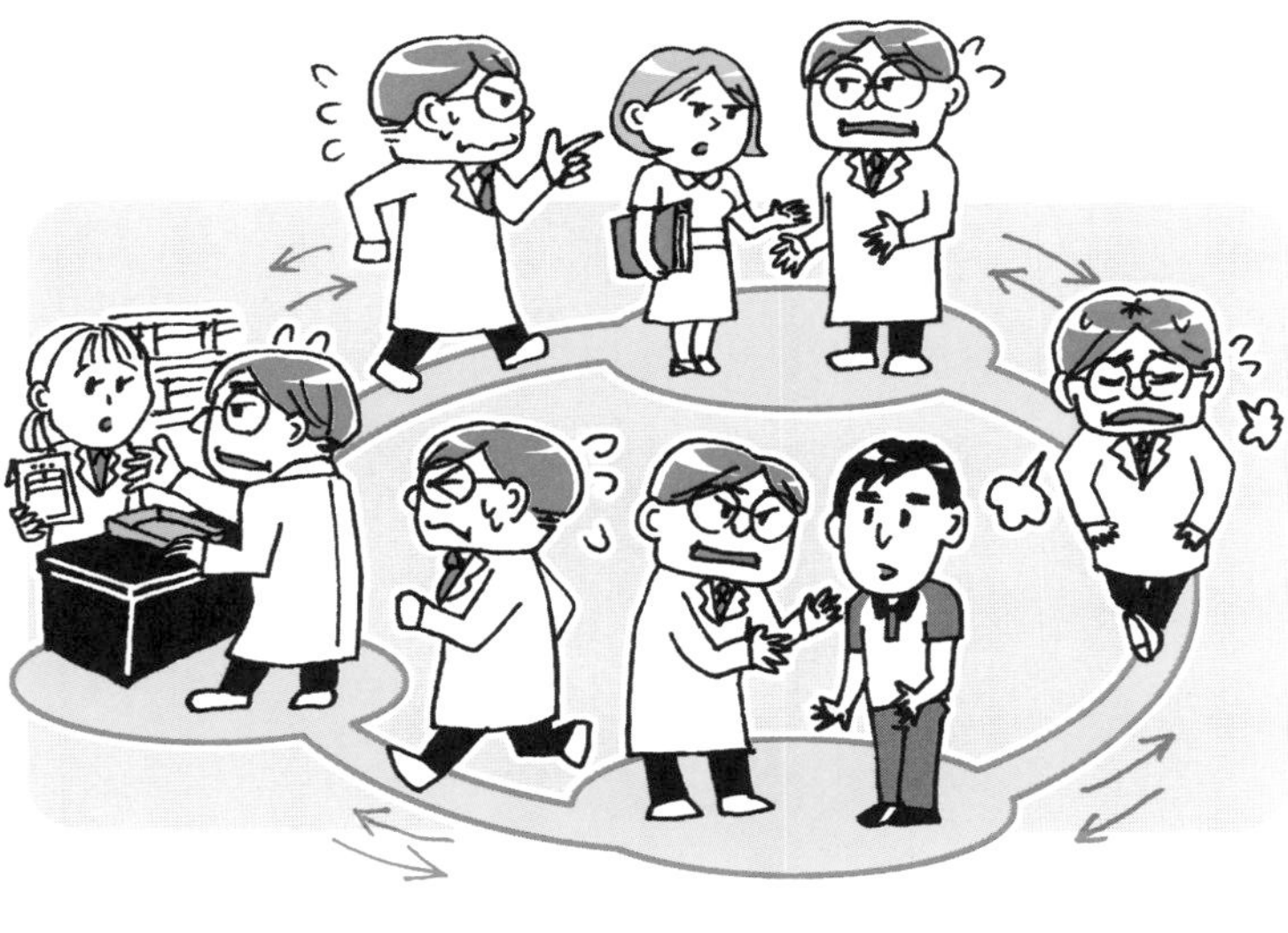

「うーん、そうかも」
今川と立花が笑いながら身を乗り出してきた。

「協力」を引き出すためには調整が大事

チーム医療とは、医療従事者が密に連携して患者中心の医療を実現することだ。患者を中心に多職種がそれぞれのスキルを発揮し、医療の質を高めることにその最大の目的がある。

医療従事者1人が習得できる知識や技術には限度がある。それでも広範なニーズに対応するためには、多彩な長所を持つほかの職種と力を合わせることが必要だ。また、目的に合わせて最適化されたチームを構成することで、力を最大限に発揮できる。目的達成を念頭に置いている点で、「チーム」は単なる集まりである「グループ」と概念が異なる。

目的達成に向けてチームを編成する手法を、チームビルディングと言う。多職種をまとめて医療を提供するには、連携の流れをうまく整理したり、個々のメンバーの力関係を調整するなど、様々な工夫が求められる。

チームビルディングを効果的に行う上で大切な要素が、次に挙げる「3つのC」だ。

Keyword　チーム医療
患者の生活の質向上や、人生を踏まえた医療の提供が求められる中、様々な医療職が連携して治療やケアに当たることが大切になっています。医師の働き方改革においてもタスクシフト・シェアの推進が課題となっており、今後さらにチーム医療の重要性が高まるはずです。

（1）協力（Cooperation）
（2）共同（Collaboration）
（3）調整（Coordination）

（1）の協力は、「専門家」と「分業化」という医療特有の職場環境がこれを阻んでいると考えられている。例えば、「30脚の椅子と5卓の机を会議室に運ぶ」などの単純作業であればメンバーの協力体制を築きやすい。だが医療は、非常に高度で専門的な作業が必要であると同時に、即座の判断も求められる。各職種がカバーしている業務を、ほかの職種が理解できないケースが多く出てくる。専門化・分業化が進むと、誰かの協力を得たい仕事があっても、仕事の内容を説明すること自体に時間がかかるため、無理して自分でやってしまいがちだ。また、周りも「手伝いたくても手伝えない」「何をやっているか分からない」「手伝うとかえって邪魔になるかもしれない」と考え、積極的に協力しにくい状況が生まれる。

さらに医療機関によっては、「自分の業務を責任持って最後まで行うことが美徳である」「他者の手を煩わせずに諦めずにやりきるべきだ」などの特殊な文化が根付いているところもある。メンバー同士の協力体制を築く上で大切になるのが、後述する「共同」と「調整」だ。

（2）の共同は、同じ空間、同じ時間、同じ体験の3つの要素がそろうことでチームとしての一体感や相互理解が生まれやすいことを表している。共同作業をすれば、チームメンバーの人柄や癖が分かり、(3)の調整がやりやすくなる。これは、メンバーを集めて頻回にミーティングしたり、あえて多職種で1つの業務を行ったりすればよい。共同して何かを作り上げる機会をリーダーは意識的に設けてみたい。各人が多忙を理由に、連絡の大半をメールのやり取りだけの無味乾燥な指示で済ませたり、仕事を断片化して各人にきれいに割り振ってしまうと、お互いの苦労やその作業に対する思い入れを理解することが困難になる。

チーム医療では、(3)の調整役を医師が担うケースが少なくない。業務を振るだけでなく、連携の流れを整理したり、メンバーの力関係を踏まえて役割を与えていくこの「調整」こそがチームビルディングの要点ともいえる。なお、要となる医師があまりに多忙であるため、チーム医療がうまくいかない例も目にする。これは上級管理職クラスの役割だが、チーム医療の推進をミッションに掲げるのであれば、リーダーである医師が調整役として力を発揮できるよう日ごろの業務量を多少減らすなど、環境を整える必要がある。

メンバーの詳細なプロフィールを知ろう

「調整」によってチームをまとめ上げる際は、次の4つのステップを踏むとよい。

(1)チームの具体的な目標設定
(2)メンバーの詳細な自己紹介
(3)チームの業務の棚卸し
(4)感謝と尊敬の念の醸成

まず、チームにおける目標設定が不可欠になるが、これはできるだけ具体的に設定するのがミソである。例えば、「医療の質を向上する」といった抽象的なものではなく、「この患者はＡＤＬ（日常生活動作）を15点以上にする」「対象患者の7割以上を経口摂取できるようにする」といったように、具体的なほど各メンバーのやるべきことが明瞭になる。もちろん目標は複数あって構わない。

次に、メンバーの詳細な自己紹介。院内の職員の名前くらいは知っていることも多いが、今の仕事を選んだ経緯、出身地、趣味、食の好み、好きなアイドルなどは知らないだろう。こうした公私にわたる情報を共有していく。共通点があれば、人は心理的ハードルが下がり仲良くなれる。これにより、「知らない人からの依頼はすぐにでも断れるが、知っている人からだと断りにくい」という効果も発揮され、チームの生産性向上につながる。

チームの業務の棚卸しを実施するには、それぞれの業務がどのメンバーに向いているのかを判断しなくてはならない。そのためには、まずは専門化・分業化する傾向にある医療現場において、チームのメンバーがどのような仕事をしているのかといった情報を共有する必要がある。他業種の仕事の詳細な中身は意外と知らないものである。カンファレンスをはじめとした共同作業を行う場を積極的に設けて、各メンバーの業務内容・範囲を改めて説明してもらうとよい。業務の量をイメージするためにも、1日のスケジュールに沿って話してもらってもよいだろう。さらに得意な仕事、不得意な仕事もさらりと話してもらうと、サポートをお願いしたり、サポートをしてあげたりしやすくなる。

その上で、チームの業務の棚卸しを進めると、誰の守備範囲でもない業務が出てくる。それを調整役が適切な人にお願いしていくのだ。当然、業務を振っていくためにはメンバーの人柄を事前に理解しておく必要がある。

最後は、感謝と尊敬の念を醸成すること。どんな小さいことでも、「ありがとう」「助かったよ」「いつも大変だね」とメンバー同士が感謝し合い、いたわるような風土をつくりたい。コミュニケーションルールを設けるのも一手。「支援されたら『ありがとう』は5秒以内に言いましょう」といったシンプルなものでOKだ。また、感謝の気持ちをカードに記してメンバーに手渡す「サンクスカード」のような制度を導入する方法もある。もちろん、いずれも調整役である医師が率先して実行しなければなかなか浸透しない。

「調整役か……。僕はチームのメンバーに調整役を期待されながら、全然できていなかったかもしれないなぁ」

財津が頭をかいている。

「3つのCがうまく進んでいくと、『私は◯◯職だからそれは私の仕事ではありません』ではなく、『それは◯◯職の仕事ではないけど、この状況なら私がやるのが一番良さそうだからやります』という組織に近づいていくはずだよ」

「私たちと集まるのもいいけど、財津くんは調整役として、チームのメンバーとも積極的に飲み会をやることね。リーダーなんだからメンバーに多少はおごってあげるのよ」

立花がにっこり笑う。

「財津は調整よりも、〝あーせい、こーせい〟の方が似合っているんじゃないか」

今川のスベリネタが炸裂し、一同は大笑いした。

memo

チーム医療の調整役はまず具体的な目標設定を。各メンバーの業務範囲や人柄を皆で共有した上で、業務を適切に割り振る

第18章

部下を公平に評価するって難しい…

新米管理職が陥りやすい人事評価の5つのワナ

財津、今川、裴の3人が「モンマルトル」に入ると、なじみの女性店員が話しかけてきた。

「お連れ様がもういらっしゃってますよ」

店員が指差す先には、机いっぱいに資料を広げて頭を抱え込んでいる立花がいた。料理を1つも頼んでおらず、明らかに周囲から浮いている。

「ごめんなさい」と、3人は店員に謝って席へ向かった。

「ここは仕事をする場所じゃないぞ」

「相変わらず美希さんの散乱癖は治らないな」

財津と今川があきれ顔で書類を片付け始めた。

「あ、みんな。ごめんごめん、私の頭の中も全然片付いてないのよ。この季節は本当に頭が痛いの」

「どうしたんだよ。美希さんには珍しい混乱ぶりだな。なるほど……、これか」

裴が、人事評価の方針がまとめられた書類の1枚を手に取った。

「そう、評価。人事考課のための評価の季節なのよ」

「人が人を評価するって難しいよ。財津も昔、評価内容に納得せず、診療科長にかみついたことがあったよな」

今川が笑いながらビールを注文している。立花が大きなため息をついた。

「ねえ、部下の評価って、どうしたらいいの？」

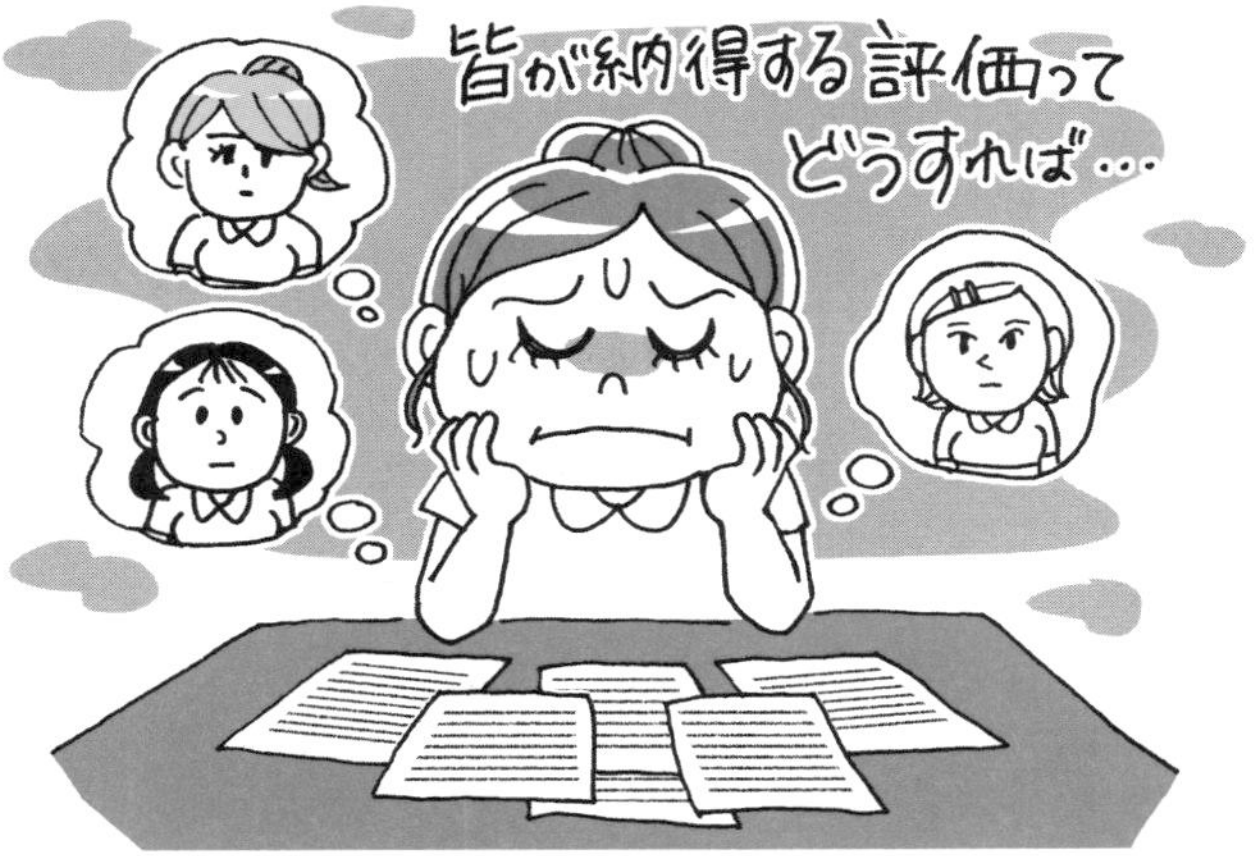

評価のバイアスを前もって認識しておく

人事考課とは、職員の能力や仕事の達成度、成果などについて、自院の考え方に基づいて行う評価のことである。その結果は、職場における処遇（役職、等級、報酬など）に

Keyword　人事考課の5つのワナ
部下を評価する際は、自身がかかりやすいバイアスを自覚しておくと、より的確な評価を実現しやすくなります。下記の5つのワナを念頭に置きながら、日ごろから部下をよく観察することが大切です。

影響し、仕事の成果に報いるとともに、職員の成長を促すための動機付け、人材育成に用いられる。

部下を持つ管理職であれば、半年や1年に1度、その機会が訪れる。一般職員と管理職の一番の違いは、オフィシャルに部下を評価する機会があるかないかとも言える。

管理職になったばかりの人から話を聞いていると、「人が人を評価することの難しさ」について、部下を持って初めて実感するケースが多いようだ。その評価によって、部下のモチベーションが大きく左右されることに気づくからだ。

評価は、部下の仕事ぶりを理解した上で、一定の基準に従って行う必要がある。その評価項目は医療機関によって様々だが、例えば、勤務に対する「情意（やる気）」のほか、「能力」「行動」「成果」「業績」などがある。

ここで、**新米管理職が部下を評価する際に陥りやすい5つのワナ**を紹介しよう。

（1）自己基準のワナ

医療機関で決めた基準があるにもかかわらず、評価者自身の考えを最優先して評価してしまう。特に、それまで優秀だった人が管理職になった場合は、部下に対する評価を自分軸で考えてしまい厳しくなる傾向にある。

(2)取りあえず真ん中のワナ

人を評価することから逃げ、「無難にこなしたい」「部下に説明したくない」といった心理から、厳密な評価を避けて中間の評価(5段階なら3)を付けてしまう。

(3)直近強調のワナ

評価期間が半年や1年であるにもかかわらず、直近(評価直前)の行動や結果の印象が強く残り、そのイメージで期間全体の評価をしてしまう。

(4)極ブレしやすいワナ

実態より強く(もしくは弱く)ブレて評価してしまう。評価が甘くなるのは、「一生懸命やっている」「モチベーションを下げたくない」といった部下への情けや、評価者としての自分に自信がないことによる自己保身の心理が働くためだ。

(5)後光効果のワナ

「院長の親族」「一流大学出身」など、評価基準と関係ないプロフィールによって、実態以上に優秀だと勘違いすることがある。いわゆる、後光が射す効果である。逆に、1つ悪い部分があると、すべてが実態より悪く見えてしまう場合もある。

適正な人事評価を行うためには、評価者として自らがどのようなバイアスにかかりやすいか知っておくことが重要である。5つのワナを頭に入れておくだけでも、評価者としての姿勢を見直すことができる。

個人だけでは公正・公平さに限界、評価会議のススメ

とはいえ、個人だけでは公正・公平さに限界があるだろう。偏りを防ぐには、上長も含めて評価担当者が集まり、評価会議を開くことが有効な場合もある。会議の手順としては、まずは直属の上司が部下の評価とその理由を説明し、次にほかの評価者が質問やコメントをする。そして、最後に最上級の管理職が評価を確定し、なぜそう決めたのかを説明する。全職員を対象にすると多過ぎる場合は、評価が困難な職員だけをピックアップしてもよい。

いずれにせよ、人事評価で大切なのは管理職自身が評価者としての〝覚悟〟を持つことと、毎日が勝負と考えて部下を日々よく観察することだ。部下を観察してその都度、気づいた点をメモし、評価メモを作成するのも有効になる。経営学者のピーター・ドラッカーは「尊

敬される上司は、必ずしも好かれるとは限らない」と述べている。部下を正しく評価するには、このような覚悟も必要なのだ。

評価結果を部下にどう伝える？ まずは肯定的な話題から

次に、管理職として悩ましいのが、部下に悪い評価結果を伝える場面だ。こうしたとき心理学的には、冒頭に肯定的な話題を持ってくる方がベターだとされている。

つまり、職員が期中に達成した「良い業績」に言及し、部署としてまたは上司として助かっている部分が大きいことを説明する。その上で、今後の改善点について話すと、部下は上司の意見を受け入れやすくなるのである。

評価結果を伝える際は、以前に設定した課題（例えば、前回評価のときに提案した課題）が解決できたかどうかに結びつけて説明する。部下が自分の成長内容を具体的に把握できる上、評価の基準が明確で公正であるという印象を与えられる。

また人事考課は、評価によって処遇を決める目的があるのと同時に、職員の成長を促す目的があることを忘れてはならない。人事考課は結果に基づいて評価をするものであり、結果には必ず原因がある。評価者はその原因をフィードバックして部下に認識させることで人材育成につなげる。

ここで大事になるのが「目標設定」だ。目標設定に対して評価を行い、また新たな目標設定を行う。この繰り返しによって、部下は一歩一歩、成長していくことができるのである。

管理職としては、フィードバックを通じて、部下に次のような内容を理解させたい。評価面接の場で意識的に触れるようにしよう。

●部下自身の強み・弱み、長所・短所
●どのような判断や行動が評価されたのか、その理由
●改善が必要な行動、その理由
●組織が必要としている知識、経験、スキル、姿勢
●当院が目指すべき理想の職員像

「評価による教育効果ね。確かに、私が新人の頃の師長さんは厳しかったんだけど、評価面接で私たちをやる気にさせるのがうまかったなぁ」

「病院の評価基準を頭に入れつつ、部下がどのように活躍しているのか普段から観察するのも上司になったら必要なんだな」

　財津が「ふむふむ」とうなずく。

「組織の方向性に応じて評価基準も異なるから、組織の数だけ評価の方法がある。だから美希さんだけでなく、どの管理職も悩んでいるはずだよ。むしろ、部下の成長につなげるためには、それくらい考える時間を設けた方がいいのかもね」

　裴の言葉に、立花は安心したような表情を浮かべている。

「俺みたいに、上司へのアピールがうまい人もいるから気をつけろよ」

　今川が自分を指差しながら口を挟む。

「今川くんは勤務医時代、評価良かったの？」

「うーん。普通だったな」

「上司は基準をしっかり持った優秀な人だったんだね」

　裴の冷静なコメントに財津は吹き出しそうになるのをこらえつつ、相づちを打った。

memo

公平に評価するためには、自分が陥りやすい〝人事考課のワナ〟を把握しておく。その上で、評価を通じて部下の成長を促す

第19章

誰が医療機関の顔になるのが効果的？

重要性高まる地域連携室、病院経営戦略の要に

居酒屋「網走」で開かれた飲み会には、いつもの4人に加えて、東京セントラル病院の地域連携室長で看護師の麻生千恵子が参加した。財津が、「いつもお世話になっている優秀な職員だからみんなに紹介したい」という理由で連れてきたのだった。

「麻生さんは去年から地域連携室の室長をされているのね。若いのに大抜擢なんだって？　すごいわ～」

そう言いながら、立花がメニューを取って料理を選び始めた。

「そうなんだよ、麻生さんは病棟に勤務していたときから僕の患者の退院先の手配をテキパキとこなしてくれて、大助かりだったんだから。最近は、在宅復帰支援チームにも入って、大活躍してくれているよ」

財津も自慢げだ。裴がうなずく。

「優秀な人を地域連携室に異動させている病院って最近多いみたいだね」

ところが、少し間があって麻生がうつむきながら口を開いた。

「皆さん、ありがとうございます。でも、実は私……室長を辞めたいんです」

「えっ！」

麻生が発した突然の告白に、一同は驚きの声を上げるしかなかった。

その理由はこうだ。

麻生が地域連携室に来てから1年半。経営陣からは「病床の稼働率を上げろ」と厳しい要求が来ている。紹介率や逆紹介率を向上させるために、職員たちは毎晩遅くまで頑張っているのだが、なかなか目立った効果が出ないのだという。

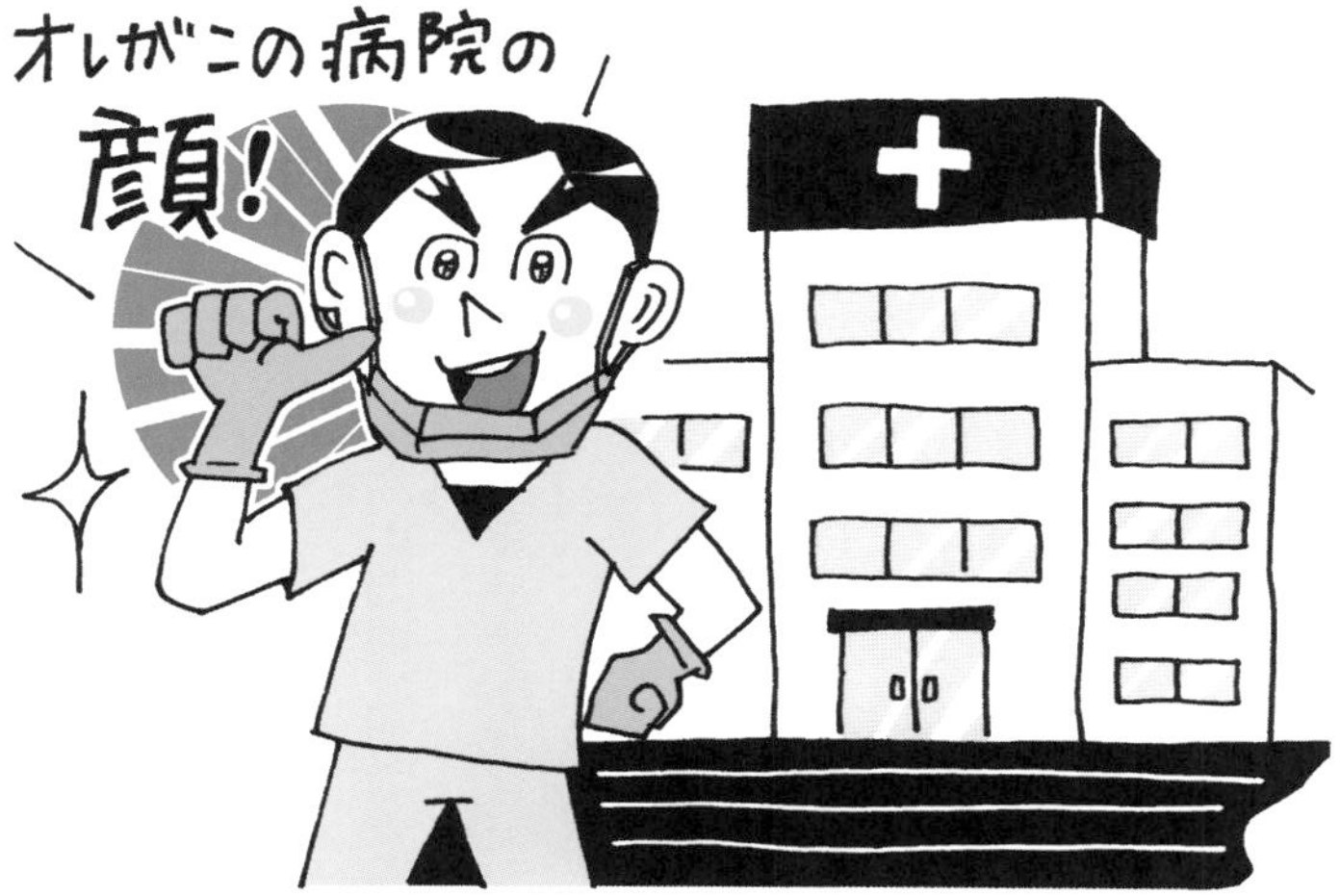

先日、ある病棟に患者を入院させようと担当診療科の医師に電話をしたところ、「これ以上、好き勝手に患者を増やさないでくれよ！　こっちだって手いっぱいで、対応していられないんだよ！」と電話をガチャリと切られたらしい。

「それ以来、地域連携室として病院にどのように貢献していけばよいのか分からなくなってしまいまして……。財津先生、ごめんなさいね。皆さんが集まる場にせっかく呼んでいただいたのに、こんな話をして」

「それはいいけど。うん、えーと。麻生さん、辞めるのはよくないよ」

財津はしどろもどろになってしまった。

「裴に質問！　病院にとって、地域連携室ってどんな役割が求められているんだ？」

とっさに今川が助け舟を出した。

地域連携室は「地域包括ケアシステム」の窓口

限りある医療資源で、効率的な医療提供体制をつくるため、近年、地域における医療機関の機能や役割の分化が望まれている。そのため、大学病院や公立・公的病院、民間病院、診療所などが機能分担し、それぞれの役割を果たすことが重要になってきている。

地域の診療所や一部の中小病院の医師は、「かかりつけ医」機能として近隣の住民の診療に当たっている。国は、住民が何らかの身体の異常を感じたときは、まず一人ひとりの体質や過去にかかった病気、家庭や地域の状況などを詳細に把握しているかかりつけ医を受診することを勧めている。そのかかりつけ医がさらに専門的な検査や治療、あるいは入院が必要だと判断した場合、地域のより高度な医療機関に紹介するのが通常の流れとなっている。

患者は、かかりつけ医からの紹介状を持参して、より高度な機能を有する病院を受診する。そして、検査や必要な急性期の治療が終了し、病状が落ち着いたら、かかりつけ医のところに戻って治療を継続する。このように患者が安心して地域で医療を受けられるように、より専門的な病院とかかりつけ医が患者の情報を共有しながら、連携して医療を提供している。

国はこうした連携を推進するため、例えば、退院時に病院の医師がかかりつけ医と共同で患者に対して在宅療養を送るための指導を行うと算定できる診療報酬を設定するなど、病院や診療所に連携のインセンティブを与えている。

さらに国は、患者が重度の状態になっても、それまで住み慣れた地域で自分らしい暮らしを継続できる仕組みづくりを進めている。医療機関だけでなく、介護施設・事業所、生活

Keyword　地域連携室

地域の医療機関や介護施設・事業者との連携が重要となる中、今や地域連携室がない病院を探す方が難しいでしょう。地域連携室は“病院の顔”であり、病床稼働率の向上など経営面でも重要な役割を担います。

支援サービスなどで包括的に地域住民の暮らしを支える「地域包括ケアシステム」の構築である。こうした地域の医療・介護をつなぐシステムの中で、病院の窓口機能、つまり地域との接点を担っているのが**地域連携室**というわけだ。

地域連携室の役割は大きく分けると次の6つになる。

(1)紹介患者の受付

(2)医療・療養上の相談受付

(3)転退院の調整

(4)入退院の支援

(5)連携データの管理

(6)連携推進・病院の広報

病院によっては、患者からの相談への対応や入退院の調整だけでなく、広報や営業担当などを兼ねているところも存在する。地域連携室がうまく機能しているかどうかによって、その病院の地域における存在感や果たしている役割をある程度評価できると言っても過言ではないだろう。同時に、昨今の診療報酬は機能分化の推進を後押しし、「紹介率」「逆紹介率」といった指標を重視しており、これらは地域連携室が機能しているかどうかの代替指標ともいえる。

「自院がどう見られているか」という情報が集まる

病院の機能分化が進み、地域の医療機関・介護施設などとの連携が重要視されている中で、地域連携室は病院経営戦略の要の1つとなっている。

しかし、病院によっては単なる「よろず相談所」としてしか機能していなかったり、単なる窓口としての役割に終始しているところも少なくない。本来は地域連携室こそ、自院の強みを熟知して、対外的に自院をアピールする広告塔の機能を持つべきなのである。今回の東京セントラル病院のケースのように、勤務医が連携室の役割や意味を十分に理解していなかったり、連携室より病棟師長のベッドコントロール権限の方が強かったりすると、稼働率向上の道は遠くなってしまう。

地域連携室が本領を発揮するためには、院内においてある程度の権限を持つ体制を構築することが望ましい。

それを実現するには、次の3点を実行するとよい。

（1）経営層から権限をもらい、院内に地域連携室の意義を周知する
（2）経営層へ直接報告できるような指揮系統にする
（3）コミュニケーション能力が高い担当医師を置いて「顔役」にする

新規の入院患者の獲得は経営の生命線であり、地域における医療ニーズを速やかに自院に反映するためにも、経営陣が地域連携室の重要性を理解して、強めの権限を与える必要がある。さらに、その状況を職員に周知することが求められる。また、地域連携室から報告が上がってくる情報については、経営データとしても貴重な内容のものが少なくない。地域連携室から院長や経営企画室に直接リポートする組織系統を構築することが望ましいだろう。

地域連携室に権限を持たせるためには、地域で名が知れているなど「顔役」となる担当医師を配置するのが早道となる。中小病院の中には、院長が自ら地域連携室の室長になるケースも見られる。さらに、その顔役がコミュニケーション上手でフットワークが軽いとベストだろう。

病院の広告塔の機能を果たすには、地域連携室の職員が地域の集まりや研究会、懇親会などに積極的に参加することが重要である。患者を紹介する側もされる側も、顔が見える相手の方がいざというときに話を進めやすいからである。こうした会合に出席すれば、地域住民や周辺の診療所、病院が自院にどのような機能を期待しているかもつかめる。この顧客（患者、医療機関、住民、行政など）の生の声は、ＶＯＣ（Voice of Customer）と呼ばれ、病院の戦略を立てる際は非常に重要な情報となる。競合する医療機関の動き、市場の変化などと合わせて、継続的に収集したい（病院の「強み・弱み」の分析については、１１０ページ11章を参照）。

「そう言えばこの前、地域の医療機関の集まりに出席したけど、『稼働率が高くて優秀だ』と地域で言われている病院の担当者は積極的に俺に話しかけてきたなあ。その人のことを今でも覚えている。彼にならと患者を紹介するとき『この前、会合でお話しした今川です』ってすんなりとお願いできそうだもんなあ」

今川が納得している。

「確かに、ほかの病院や診療所、介護事業所とやり取りしていると、自院がどう見られているか、どのような役割を期待されているか知ることができますね。この情報をしっかり分析して、院長や経営戦略室にも伝えるべきでした」

麻生はこうつぶやきながら、考え込んでいる。

病院のブランド価値向上にも貢献!?

これからの病院経営は、「情報戦を制する者が勝つ」と言われる。地域連携室は内からも外からも情報が集まってきて、一元管理できるのが強みなので、それを最大限に利用したい。地域連携室が地域向けに発行している広報誌や配布物、連携室ホームページも少しの工夫を加えるだけで自院を売り込む絶好のアイテムになるだろう。連携室が持っている情報を加工し、分かりやすく対外的に発信していけば、患者だけでなく、地域の医療機関や行政からの注目も集まる。それが病院のブランド価値向上につながるはずだ。連携室に勤務している職員は、病院経営や地域医療の根幹を担っているともいえるだろう。

さらに、「院内連携なくして院外連携なし」である。院内がしっかりと連携しておかないと、連携戦略は絵に描いた餅になってしまう。連携室が自院の強みや弱みを十分理解し、同時に各職員も連携室の業務と重要性を認識しておきたい。

「裴、たまにはいいこと言うね〜。麻生さんの顔が輝いてきたよ」

今川がうれしそうに話す。

「地域連携は大切と言うけど、確かにうちの病院で地域連携室のポジションは微妙だもんな。よし、院長に『もっと権限を持たせて、輝く部署にしてください』って掛け合うよ」と財津が意気込んだ。

「そうだ財津くん、地域連携室のメンバーになったらいいんじゃない？」

立花の軽いアドバイスに対し、

「今もたくさんのポストを兼務しているけど……、確かに医師が入った方がいいかもな」と、財津。

「おいおい、ちょっと真面目に考えるなって！ これ以上働いたらお前、いつ寝るんだよ」

あわてて今川が制止する。

「ありがとうございます。皆さんに励ましていただけると、明日から連携室の職員皆が頑張れそうです。院内には連携室を『よろず窓口』のような役割で見ている職員も少なからずいるかと思いますので、私たちからも院長を動かして、連携室の存在意義をアピールしていきたいと思います」

麻生の表情が晴れやかになった。

memo

地域連携室はベッドコントロールだけでなく、情報収集や広報など、病院経営の根幹的役割を担う。医師配置などで権限の強化を

第20章

コロナ禍で職員の士気が落ちまくり…
改善の鍵は5つのインセンティブにあり！

完全個室の和食屋「星野亭」で財津と裴は向かい合っていた。

2人は新型コロナウイルス感染症（COVID-19）のワクチンを複数回接種し、数日前の抗原検査で陰性を確認して久しぶりに再会していた。ただ、財津の顔の表情がさえず、どことなく疲労感が漂っている。

「ふぅ～、コロナを経験したことでマネジメントの難しさを改めて痛感したよ……」

負けん気が持ち前の財津が珍しく、大きなため息をついた。

財津が勤務する東京セントラル病院では新型コロナ患者の受け入れを続け、地域のコロナ診療の砦として奮闘し、財津もコロナ対策チームの一員として厳しい環境で頑張ってきたのだった。ただ、その過程で財津は様々なことを経験したようだ。

「何が一番大変って、新型コロナ患者の増加と先が見えない感染状況で職員のモチベーションを保つのがきつかったよ……。様々な事情で新型コロナの診療に対応できない看護師と、ずっと対応してきた看護師の間に溝ができたり、面会制限で家族に会えない患者からクレームが殺到して疲れ果ててしまった事務職員も出たんだ。経験したことがないくらい組織内が動揺し、職員のモチベーション維持に苦心したなぁ」

一部の医師が「新型コロナ患者を診たくない」と主張して感染症科の医師とぶつかったり、発熱外来の担当ローテーションを巡って職員同士が口論となったこともあったそうだ。

「それは大変だったなあ、まだ患者さんもいるので今も進行形だと思うけど。それじゃ、コロナ禍で頑張る職員の皆さんのために、モチベーションマネジメントの

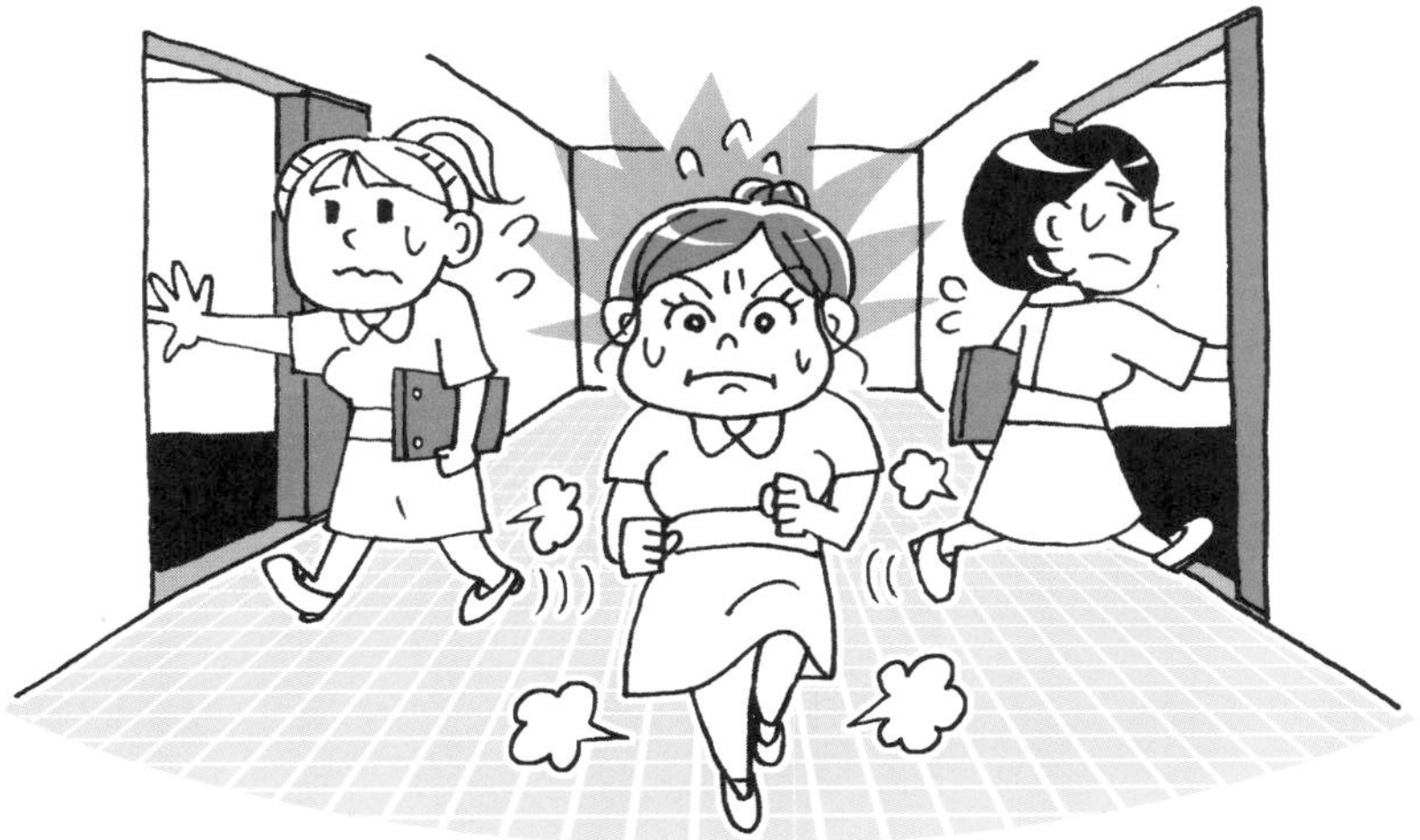

コツを伝えよう」

「えっ！」

財津は裴の言葉に興味津々で、料理へ伸ばした箸をピクリと止めた。

モチベーションを向上させる5つのインセンティブとは

まず、よく使われる「モチベーション（motivation）」と「インセンティブ（incentive）」という言葉について説明しよう。両者とも「動機」と解されることが多いが、意味が若干違う。

インセンティブは目標や意欲を高めるための動機や報奨金を意味することが多く、「外部から与えられる刺激」というニュアンスが強い。一方、モチベーションは自分の内面から自発的に生じる意欲を指す。特にビジネスでは、インセンティブを金銭的な外部刺激として使用するシーンが多いだろう。ここでは、分かりやすく、次の使い分けで考えたい。

○インセンティブ：動機づけ（意欲）を起こさせる要因・刺激のこと
○モチベーション：動機づけ（意欲）そのもの

Keyword　マズローの欲求５段階説
米国の心理学者であるアブラハム・マズローが、人間の欲求は５段階で構成されていることを唱えた説。「生理的」「安全」「社会的」「承認」「自己実現」の５段階に分かれ、最下層の「生理的欲求」から段階的に満たされ、最終的に自己実現に至るという理論です。

チームリーダーや部門長はメンバーや部下のモチベーションの維持・向上を目的に、様々なインセンティブを用意することが望まれる。モチベーションを向上させるインセンティブには主に５つあると言われている。

（１）物質的インセンティブ（お金・金券・モノ）
給与や賞与に代表され、経済的欲求を満たす金銭やモノを与えることだ。金銭のみならず、図書カードや金券、経済的価値のある商品等も含まれる。人間の欲求を「生理的」「安全」「社会的」「承認」「自己実現」の５段階で理論化した「**マズローの欲求５段階説**」では、第１・２段階の「生理的欲求」（食欲など生きるために必要な欲求）と「安全欲求」（安心・安全な暮らしへの欲求）を満たす

モチベーションをアップさせる5つのインセンティブ

物質的インセンティブ	物質的な欲求を刺激するインセンティブ	例：給与・賞与などの経済的報酬、目標達成に応じた商品
人的インセンティブ	人間関係や貢献欲がもたらすインセンティブ	例：「Aさんのために頑張りたい」「Bさんと一緒に仕事がしたい」
評価的インセンティブ	承認欲求を刺激するインセンティブ	例：上司や同僚から認められたり、ほめられたりすること
理念的インセンティブ	経営理念やビジョンがもたらすインセンティブ	例：「意義がある、世の中に貢献する仕事をしている」
自己実現的インセンティブ	自己実現機会の提供がもたらすインセンティブ	例：「自分の技術が向上している」「自分の夢がかなえられている」

ものに当てはまるだろう。職員の最低限の欲求であるため、ある程度満たされるとモチベーション向上の効果は低減する。

(2) 人的インセンティブ(職場の人間関係)

チームや部署内の上長や同期、先輩、後輩などの人間性や関係性によりモチベーションが維持・向上されることを指す。例えば、「あの看護師長がいるから頑張ることができる」「あの先輩と一緒に仕事をしたい」「このチームは居心地が良いのでここで頑張りたい」といった感情が当てはまる。「マズローの欲求5段階説」の第3段階「社会的欲求」(集団への帰属や愛情を求める欲求)に該当するだろう。共に仕事をする人々との人間関係は極めて重要で、特にチーム医療の推進が必要な医療機関において、チーム内の快適な人間関係の維持は、情報共有の促進や医療安全向上の声掛けにつながり、医療の質の視点からも大切である。

(3) 評価的インセンティブ(称賛・承認・評価・昇進)

職員の頑張りを評価することを指す。「上司や組織が自分のことを承認・評価してくれている」と実感してもらい、仕事への意欲を引き出す。「マズローの欲求5段階説」の第4段階「承認欲求」(周囲に認められたいと願う欲求)の実現にかなう。リーダーやチームメンバーからの承認だけでなく、組織内での地位的な評価（昇進・昇格）も含まれる。「褒めると伸びる」とはまさにこれである。

（4）理念的インセンティブ（組織理念・ビジョン）

病院や経営者、部門リーダーが掲げる理念やビジョン、価値観に職員が共感・共鳴して頑張ろうと思うことを指す。職員が抱く社会的な使命感や地域医療への貢献欲が組織理念とシンクロすると、職員はやる気を高められるだろう。一方、立派な理念やチームビジョンを掲げても、リーダーの言動に一貫性がないと、それを目にした職員のモチベーションは低下してしまう。リーダーが理念やビジョンに基づいて率先垂範することが極めて重要になる。

（5）自己実現的インセンティブ（希望・夢・キャリア）

仕事を通じて自身の夢やキャリア上で達成したいことが満たされることを指す。その実現のために、職員に大きな権限を与えたり、望んでいる業務を任せたりすることも有効である。医療職は専門医や認定看護師などの資格取得に向けて頑張る人が多いため、その実現を踏まえて職場環境を整備することも忘れてはならない。「マズローの欲求5段階説」で最上層の第5段階に該当する「自己実現欲求」を満たすことにつながる。

金銭面の対応だけでは不十分、各インセンティブをうまく絡める

5つの中で、「(1) 物質的インセンティブ」の給与アップや賞与付与などは組織内の人事考課といったプロセスを踏む必要があるため、部門長やリーダー単独での判断は難しいだろう。同時に、金銭的報酬は一旦与えると、それが無くなった際、急にモチベーションが下がるので、与える場合は慎重を期したい。まずは、そのほかの4つのインセンティブから実現を目指すのがマネジメントの定石と言える。特に「(2) 人的インセンティブ」と「(3) 評価的インセンティブ」はリーダーの心掛け次第で、お金などをかけることなく、かつスピーディーに始めることができるのでお勧めしたい。

コロナ禍では、コロナ手当や危険手当といった金銭的報酬を新設した医療機関も多い。これらは、厳しい業務をこなしてくれた職員にきちんと報いるために当然必要であり、国も支援している。ただ、モチベーションの向上を図るためにはこれだけでは不十分であり、ほかの4つのインセンティブを上手に絡めることが重要だ。金銭の多寡によって職員間で不平等感が生まれ、その是正が難しいのであれば、ほかのインセンティブを織り交ぜながら不平等感を解消していくことを検討したい。部門長や現場リーダーのマネジメントの最優先

事項は環境整備である。単に就業規則を守るだけでなく、職員のモチベーションを維持・向上できるように、物心両面で職員の働きやすい環境を整備していくことが必要になる。


「なるほど、5つもインセンティブがあるのか……。確かに俺もコロナ手当を支給されたけど、それが当たり前になって最初の頃の感動は薄らいだかもしれないなあ。それに、『コロナ対応を支援しているのに患者を直接診る立場にない職員はもらえない』といった不平が、一部の部門から出ていたなあ」

「だよね、コロナ手当の支給対象も議論になっていたね。直接的に患者に接する職員を対象にするのか、間接的に支援する職員も対象にするのか、とか。報酬は明確なモノであるがゆえに、組織内で平等性について完全に理解を得るのは難しいんだよね」

「だからこそ、報酬以外のインセンティブを組み合わせていく必要があるのか！」

裴の説明に腹落ちしてうなずく財津。止まっていた箸はなめらかに動き、表情も明るくなり始めた。

memo

モチベーションを向上させる5つのインセンティブを理解し、金銭面だけでなくそれぞれをうまく織り交ぜることが重要に

第21章

タスクシフト・シェアはどう進めるべき？

働き方改革推進の一手、院内の業務見直しの良い機会に

画面上では、立花美希が憤っていた。

「ほんとに、みんな、自分勝手すぎるわ！」

いつもの４人が、今日は遠隔で顔をそろえている。コロナ禍では、インターネットを通じてやり取りするオンライン会議が定着し、飲み会なども頻繁に催されるようになった。それ以来、４人は時々オンラインで顔を合わせている。４人のそれぞれのバーチャル背景も興味深い。財津は手術室、立花は地中海にある都市の街並み、今川はたくさん並んでいる今川焼、裴はどこかの外国の図書館だ。４人は遠隔飲み会を時々行っているが、リアルで会う時に負けず劣らず会話が弾んでいる。

「まあまあ、美希さん、そんなに怒らなくても……。バーチャル背景にある海のように心穏やかにお

願いします」

「今川くん！　限られた期限内にタスクシフト・シェアを進めるのは、あなたの背景にある今川焼のようには甘くないのよ！」

　医師の働き方改革が叫ばれる中、立花の勤める新東京総合病院ではタスクシフト・シェアのプロジェクトが進んでいた。立花は看護師側のリーダー格の1人として、医師から看護師、看護師から看護助手といった、職種間のタスクシフト・シェアの進め方を日々議論しているのだった。2024年に医師の働き方改革の時間外労働の上限規制が始まるのでもうカウントダウンだ。ただ、各職種が好き勝手に意見を言ってまとまらず、立花のストレスは限界ギリギリに達していた。

「とりあえず、2人とも落ち着けよ～。じゃあまず、ど

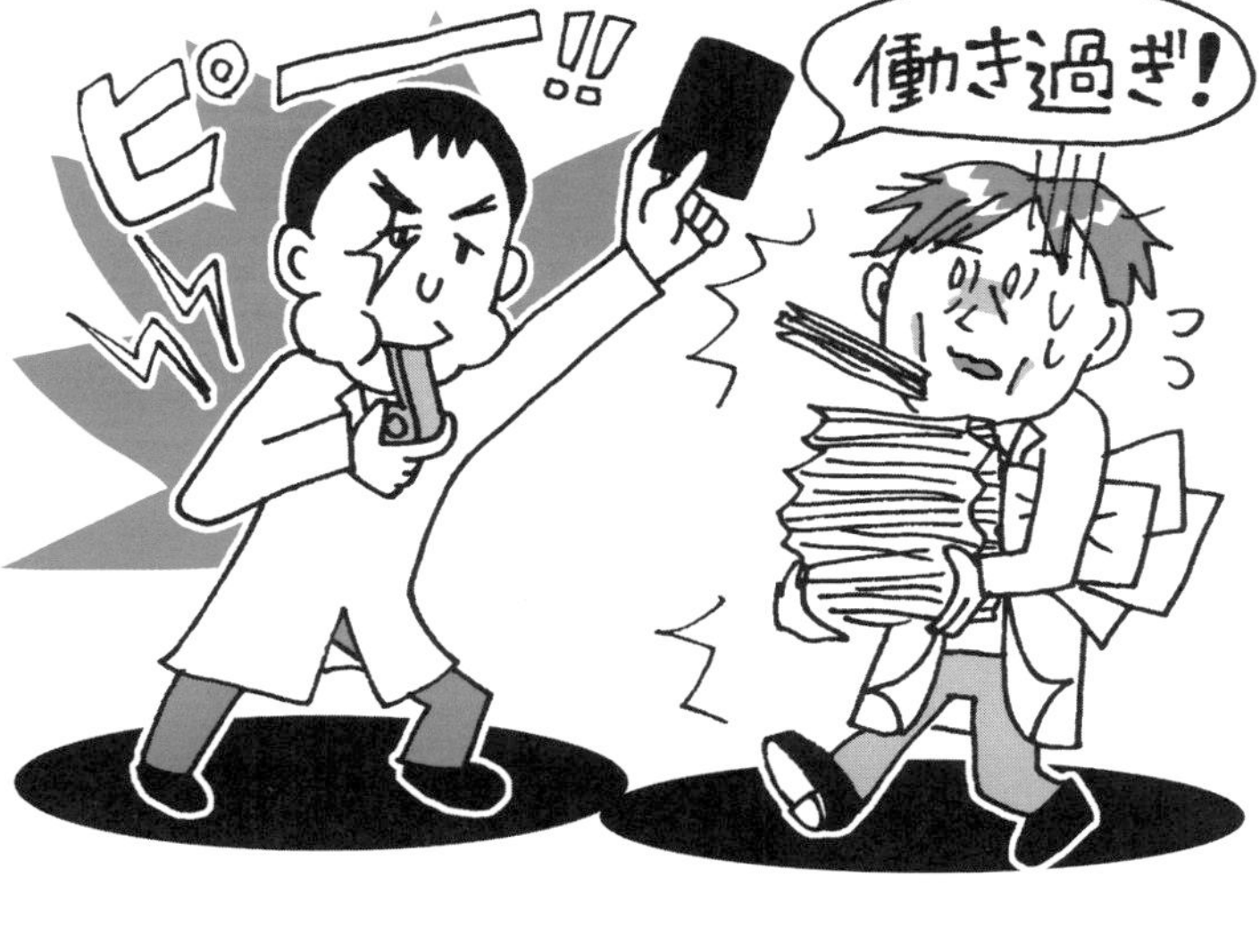

うして働き方改革が必要なのか、なんでそのためにタスクシフト・シェアが求められるのか、厚生労働省の検討会委員でもある裴に語ってもらおうよ」

財津は画面上に缶ビールをちらつかせながら間に入りつつ、裴に話を振った。

2024年4月から始まる医師の時間外労働規制

医師の働き方改革がいよいよ始まる。持続可能な医療提供体制の維持のため、医師の長時間労働の是正を求める声が高まっている。その声を受けて国は、2024年4月に時間外労働の罰則付き上限規制を導入することを決定した。国の制度では、医師の時間外労働は原則、休日労働込みで「年間960時間以内・月100時間未満」と決められている。ただし、地域医療提供体制の確保の観点からやむを得ずこの水準を満たせない場合は、医療機関ごとに特例として認定した上で、時間外労働時間の上限時間を休日労働込みで「年1860時間以内」とできる経過措置が設けられる（地域医療確保暫定特例水準：B水準）。また、技能向上が必要な医師はある程度の時間をかけて修練しなければならない点を想定し、同様に「年1860時間以内」に設定できる（集中的技能向上水準：C水準）。

Keyword　医師の働き方改革

改正医療法が2024年4月に施行され、医師の時間外労働の上限規制が適用されます。通常の上限は「年960時間以下・月100時間未満」（A水準）、救急病院などの特例認定を受けた病院（B水準）や技能向上が必要な場合（C水準）の時間外労働の上限は「年1860時間以内」となります。

この時間外労働削減の実現策として期待されるのが、医師の業務の他職種への移管・共有だ。これにより医師は本来業務に集中でき、医療の質向上にもつながる。もちろん医師以外の職種も多忙で、多くの業務を抱える状況での改革であり、各職種の業務バランスを見ながら適切な業務を適切な職種に移管・共有する必要がある難しさもある。

タスクシフト・シェアと言うと、医師から他職種への業務移管・共有が想定されがちだが、効果的な改革のためには看護師から看護助手、薬剤師から薬剤助

2024年4月に適用される医師の時間外労働の上限規制

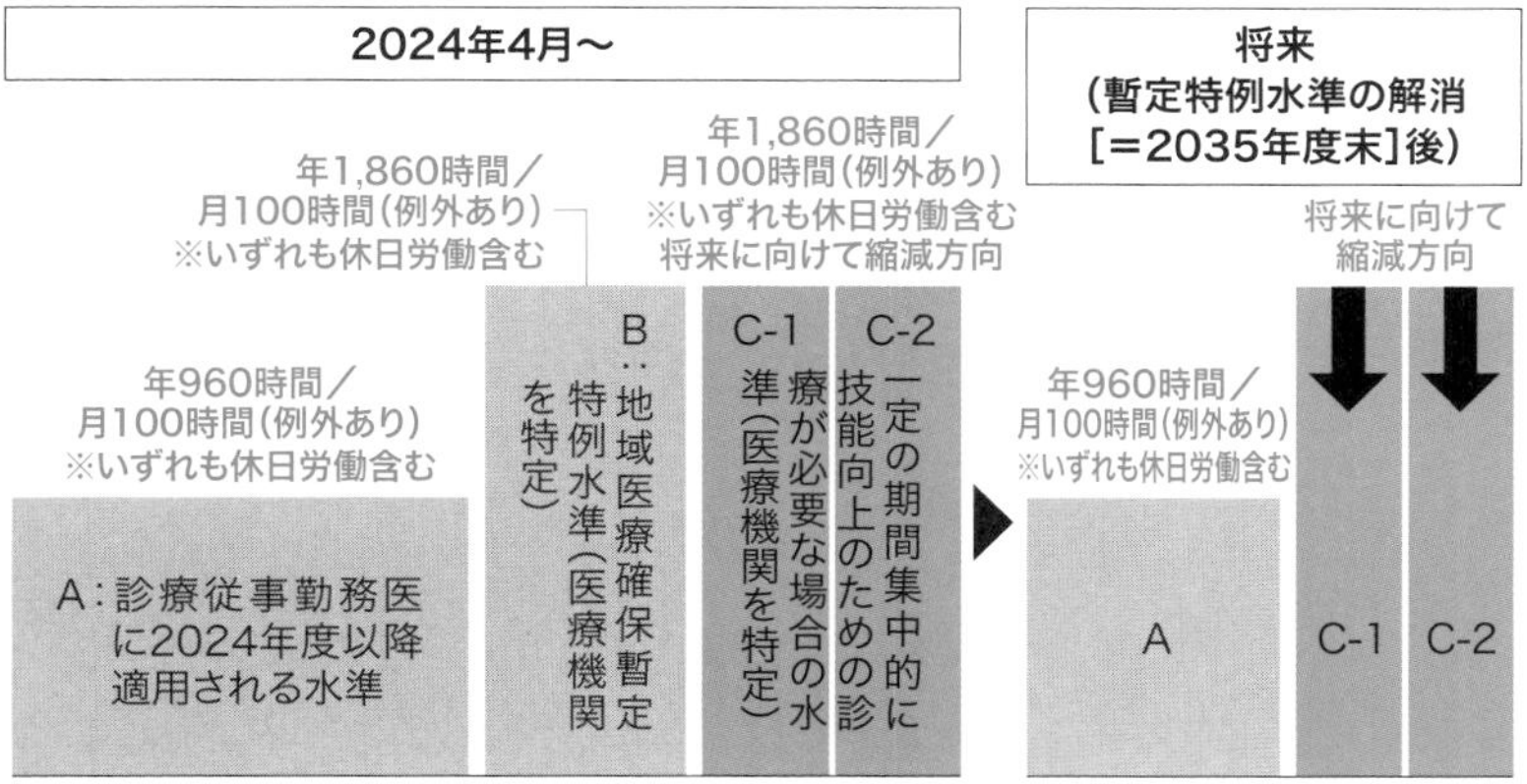

C-1：初期・後期研修医が、研修プログラムに沿って基礎的な技能や 能力を修得する際に適用
※本人がプログラムを選択
C-2：医籍登録後の臨床従事6年目以降の者が、高度技能の育成が公益上必要な分野について、特定の医療機関で診療に従事する際に適用
※本人の発意により計画を作成し、医療機関が審査組織に承認申請

※厚生労働省「医師の働き方改革に関する検討会」の資料より抜粋
(https://www.mhlw.go.jp/content/10800000/000489071.pdf)

手、看護師から薬剤師などあらゆる職種間のタスクシフト・シェアを踏まえる必要がある。

当然、医師間でのタスクシェアも有効な手段だ。代表的な施策の1つが「チーム主治医制」だろう。これまでは1人の患者を特定の医師が継続的に担当する「単独主治医制」が主流だったが、近年、チーム内の複数医師で患者を診る体制の導入が高度急性期病院を中心に進みつつある。チーム主治医制のメリットとしては、重症・術後患者の対応を目的に、当直明けや夜間・休日にも病院に滞在しなければならない事態を避けられ、医師の身体的・精神的負担の軽減につながる点がある。患者側のメリットとしては、医療の質の標準化がある。単独主治医制では、診断や治療判断は1人の主治医の知識や経験に依存しがちだが、チーム主治医制では各医師による複合的な診断・治療判断が可能になる。また単独主治医制では主治医が院内にいない場合、診察までの待ち時間が発生するが、チーム主治医制ではチーム内の別の医師が対応可能なため、よりタイムリーで迅速な対応につながるだろう。

職種の軸だけでなく、非正規職員や非常勤職員、嘱託職員といった雇用形態の軸でもタスクシフト・シェアを検討したい。「非常勤はいざという時に責任が取れない」などの理由で、正職員を中心に業務を組み立てる組織文化がまだ根強い医療機関も多い。子育て中の時短職員や派遣職員、定年退職後の嘱託職員、アルバイト医師などの非正規職員の活用を選択肢から外すと、硬直的な業務配分となる。彼らの中には士気の高い有望な人材もいる。勤務時間の制限はあるが、有効な資源としてタスクシフト・シェアを進めることも重要だろう。

ＩＴへのタスクシフト・シェアという発想も併せ持つ

さらにＩＴ技術の活用も、働き方改革では無視できない。飛躍的に発展するＩＴ技術の活用が生産性の向上につながる。例えばオンライン会議では、多忙な職員が業務をストップさせて集まっていた会議が、ウェブ上で安価に実施できる。また、院内データをクラウドで管理すれば情報へのアクセスがスムーズになり、資料の整備やデータの検索などにかかる無駄な時間を減らせる。ＩＴへのタスクシフト・シェアという発想も併せ持っておきたい。

働き方改革は院内の各関係職種の利害調整が必要であり、職員一人ひとりの仕事観・人生観・職業観がぶつかるため難易度が高いプロジェクトだ。だが、推進しなければ日本の医療の未来は暗い。一部の医療職の自己犠牲に依存した医療提供は、どこかで破綻する恐れが高いからだ。だからこそ、医師の働き方改革という大きな政策の流れを利用し、いま一度、院内の業務見直しや各職種の負担、効率的な業務運営の在り方などを考えるべきであろう。

「なるほど、院内業務の見直しという視点で働き方改革を進めることも重要なのね。タスクの押し付け合いにならないよう、プロジェクトの目的を再度明確にしてみるわ。同時に、各職種の現時点のキャパや業務棚卸の状況の把握、他職種に移管したい業務のリスト化とか、ゼロベースで議論してみるわ」

「さらに、タスクシフト・シェアを進める際には、タスクの受け手側の『不安』『負担』『不満』という3つの〝ふ〟を意識するといいよ。『不安＝やったことがない・経験したことがない』『負担＝ただでさえ忙しい・新しい業務を学ぶ時間がない』『不満＝なんで今なのか・なんで私なのか』という3つの〝ふ〟が存在することを前提にタスクシフト・シェアを設計しないと進みにくいんだ」

「うまいこと言うなあ、裴は！ 3つの〝ふ〟かあ。確かに受け手側のことを考えると当てはまるよな」

今川は画面の向こうで今川焼を頬張りながら合いの手を入れた。

「おい！ それはもしかして今川の地元の有名な和菓子屋のものなんじゃないか！ 俺にもくれよ！」

財津が画面の向こうで叫んだ瞬間、今川は画面をオフにして「あ〜、おいしいなあ、これ！」とうれしそうな声だけを響かせた。

memo

タスクシフト・シェアは職種間や雇用形態の異なる職員間だけでなく、IT技術の活用も視野に入れながら様々な軸で推進する

エピローグ

財津は東京セントラル病院の消化器外科部長になって1年。彼は持ち前の負けん気とガッツで、医局の部下から頼りがいのある親分肌上司と評判が良く、今や複数の院内プロジェクトのリーダーを任されている。お酒が入るといまだ、「リーダー向いていない病」をたびたび発症するが……。

立花は新東京総合病院で、今もパワハラ医師と戦っている。院長にも物おじしない姿勢が話題になり、看護師や他職種からは「姉さん」と慕われているそうだ。先日、ついにパワハラ研修の開催を実現したらしい。噂では当のパワハラ医師は研修講師の話を一生懸命メモっていたとのことだ。

今川内科クリニックは1日70人の患者を記録するなど、経営は順調だ。受付職員を過剰に注意していた鈴木看護師は、今川の注意を受け入れ考えを改めたらしい。経営面の補佐もしてくれるようになり、たまに地元で有名な今川焼を4人の飲み会に差し入れてくれる余裕も出てきた。

3人ともこの1年で管理職として大きくスキルアップをしたようだが……先日、財津からいつものメンバーにメールが送られてきた。「管理職は悩みが尽きません。また一緒に飲みましょう――」

裴は相変わらず全国を飛び回りながら、各地の医療機関の経営支援を続けている。財津のメールも新幹線の中で受け取った。

4人のさらなる成長が楽しみだ。

Coffee Break

医業種の交流も大事だけど、異業種との交流もね

読者の皆さんは、ご自身の悩みを相談できる医業以外の知人はどれくらいおられるだろうか？　最近、筆者に下記のような相談が多く寄せられる。


「事業の追加借り入れをしたいが、取引銀行に話す前に金融のプロに相談したい。誰か良い人いる？」

「職員の離職問題で悩んでいる。いい社会保険労務士っていますか？」

「セクハラ防止研修を企画しているが、誰か良い講師を知っている？」

「面白い医療技術を思いついた。医療機器関連企業の研究開発部門を紹介してほしい」

「主人と離婚しそうなので、腕の良い民事の弁護士に相談したい」

「息子が音楽家として海外留学したいという。誰か海外の音楽家につてはないだろうか？」

「うちの娘が芸能関係に行きたいらしい。芸能事務所の知り合いっている？」

「奥さんがパティシエの修行を希望している。自分の店を持つケーキ職人って知ってる？」


「何を知っているかではなく、誰を知っているか」という経営の格言がある。この言葉が意味するように、人脈によって重要な仕事や人生が形成される部分がある。医療職はキャリアや役職が上がるにつれ、ま

た社会的地位や家庭での存在が大きくなるにつれ、悩みの領域は深くかつ広くなっていく。つまり、医療の世界に閉じこもっているだけでは解決できない複雑で新しい悩みが多くなるのだ。根っからの社交的な性格の方は自分で勝手に世界を広げていくので問題ないだろう。しかし、医療の世界のみで戦ってきた場合、医療以外の大きな悩みにぶち当たった時に初めて、医療以外の人脈の少なさに頭を悩ませる人も少なくない。また、幼少期や学生時代と比較し、ある程度年齢が高くなると新たな友人を見つけることの心理的ハードルは上がる。自身の悩みを相談するという弱みを見せる際に、地位やプライドが邪魔をすることもあるだろう。「プロへの相談はお金で解決」と割り切るのも一手だが、より気軽に相談できるような知人が近くにいれば精神的にも安心だ。

そのために、様々な業界の人が集まる異業種交流会の機会があれば、積極的に参加することは一考に値するだろう。大きな会への参加は気後れするのであれば、医療以外の知人が開く小さな飲み会でもよい。気心知れた知人や友人がいれば心理的ハードルも下がるはずだ。医療界の話を聞きたい他業種の人も多く、意外と受け入れられるものだ。

「"医"の中の蛙」からの脱出は、少しの勇気だけで簡単にできるものである。

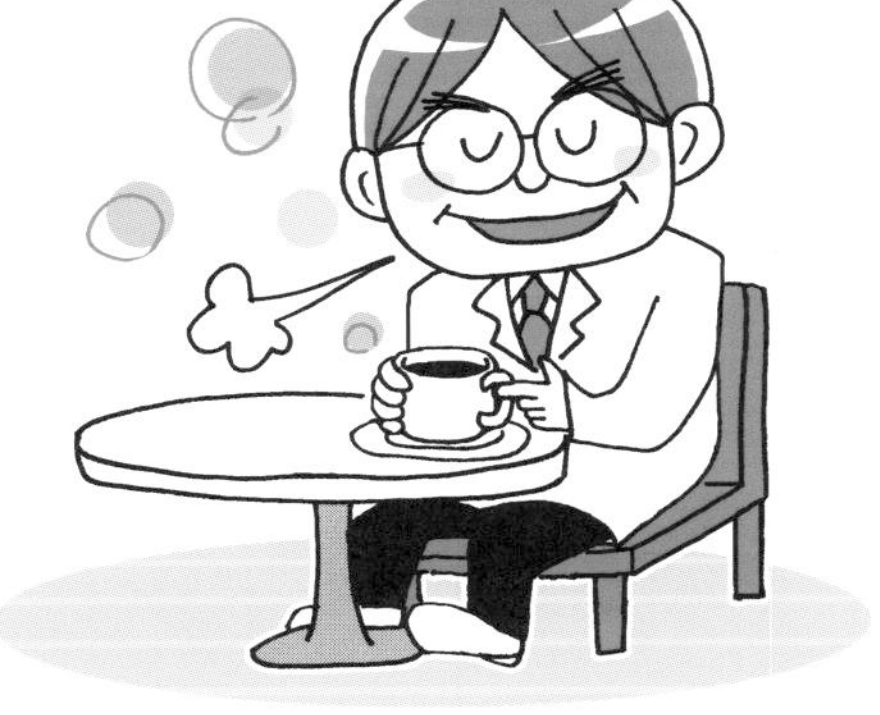

知っておくと役立つ！　思考と経営分析の手法

MECE

MECEは、Mutually Exclusive（相互排他的）かつCollectively Exhaustive（網羅的）の一部を省いて簡略にした語で、「ミーシー」または「ミッシー」と読む。「モレなく、ダブりなく分けること」を指しており、課題などを論理的に検討することを目的とした分析手法やフレームワークとして広く使われている。

メリットは、複雑な問題を「モレなく、ダブりなく」分解して整理することで、複雑に見える問題をシンプルに整理して全体像を把握しやすくなることである。全体像を把握できれば、真の原因にたどり着ける可能性が高くなるため、MECEを意識することは問題解決力の強化になり得る。

病院経営においても、MECEを使用することで問題を包括的に理解し、それに対する効果的な解決策を提案できる。「待ち時間のクレームが多い」という課題を例に挙げると、次のように原因を整理できる。

1．待ち時間を「量」の視点で考える

（ア）待ち時間そのものが長い
（イ）待ち時間が見えない
（ウ）順番が見えない、抜かされる

2．待ち時間を「質」の視点で考える
（ア）待っている時間が暇だ
（イ）待合室の環境が悪い
（ウ）待っている間の職員の接客が悪い

多くの場合、「1－（ア）」に示した待ち時間そのものを何とかしようとするだろうが、MECEに基づいて考えると、実際の待ち時間のクレームは多岐にわたることが見えてくる。このようにMECEの原則に従って問題を分解すると、問題点が「相互排他的」かつ「網羅的」に分類され、結果として解決策や打ち手の方向性が明確になる。

当然ながら、きれいに「もれなく、ダブりなく」整理できない場合も多い。しかし、MECEを意識して可能な範囲で物事を分解し、物事の原因を見極めようとする姿勢が、普段であれば見落としがちな事象をしっかりすくい上げられることにつながっていく。

MECEのメリット

1	情報整理がしやすい
2	問題解決がしやすい
3	分析がしやすい

ピラミッドストラクチャー

ピラミッドストラクチャーは、問題の原因を発見して解決策を提供するために構築された階層的な構造を指す。主張や結論を説明したい場合に、その正しさを伝えるための根拠を並べて組み立てる方法だ。頂点にある「結論」から、「なぜならば」という視点で下位の要素に移っていく。つまり、主張と根拠を説明するためのフレームワークであり、相手を説得する際に多く使われる。

ピラミッドストラクチャーは基本的に3つ程度の層から構成されており、最上位の層には「ゴール」、その下に「理由」、さらにその下に「根拠」をまとめる。このように階層的に構成することで、問題の原因が明確になり、解決策の提供につながっていく。

ある病院において、待ち時間そのものが長いという問題を考えてみよう。

1. 最上位の層である「ゴール」は、「待ち時間を短縮すること」になる。
2. その下にある「理由」では、「なぜ待ち時間が長いのか」を分析する。

例えば、検査室や診察室の予約スケジュールが詰まっていること、医師の人員不足による診療遅延、受付や診療補助スタッフの人員不足などが考えられるだろう。

3．さらにその下の「証拠」では、各理由に対する具体的な証拠、可能なら数値やデータを収集する。例えば、検査室や診察室の予約状況を調べたり、医師の診療時間を測定することで、待ち時間が長くなっている原因を把握できるはずだ。できるだけ数値化しながら見ていくと、より説得力が増す。

これらの情報を元に、解決策の選択肢を提案していく。具体的には、診療スタッフのシフト管理の改善、予約システムの見直し、診療補助スタッフの増員などが考えられるだろう。これらの解決策が、ゴールである「待ち時間の短縮」の達成につながる。

ピラミッドストラクチャーのメリット

1	提案や報告が相手に伝わりやすくなる
2	主張の説得力が増す
3	物事を本質的に考えられるようになる

ピラミッドストラクチャーの具体例

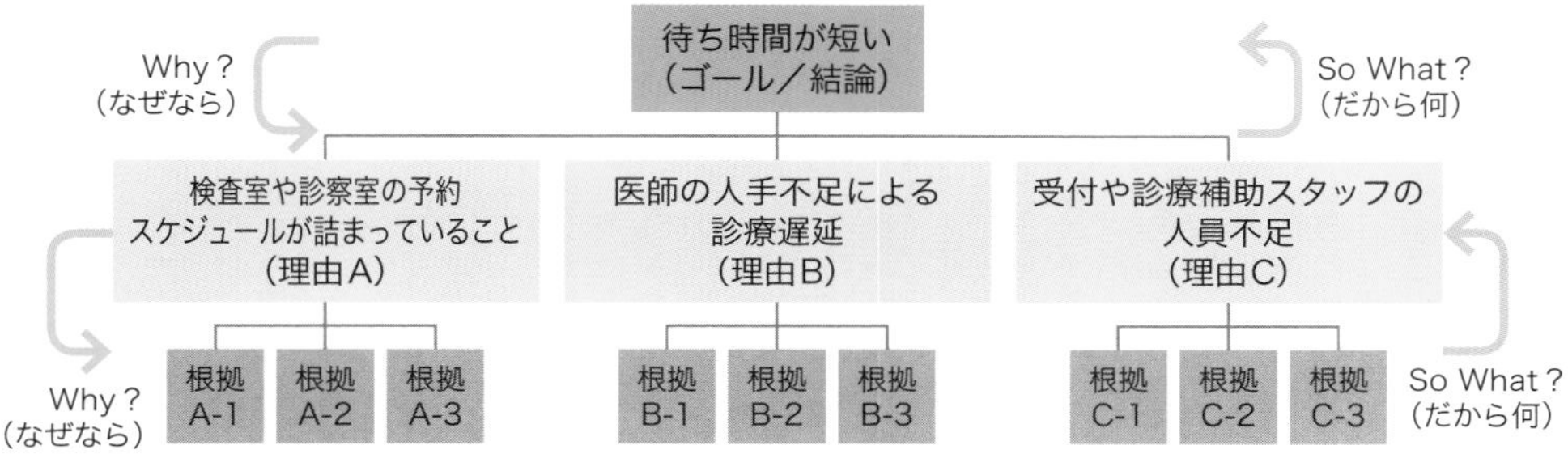

・伝えたい「結論」「その根拠」をピラミッド状に図式化するロジカルシンキングの手法
・根拠を構成
・上下は「主張と根拠」の関係
・説明・説得に使われる

ロジックツリー

ロジックツリーは、階層的な構造で問題や課題を整理し、解決策を導き出す手法である。解決したい問題や課題を左側に記し、それを構成する要素を枝分かれするような形で右側に整理していくことで、原因や解決策を導き出していく。樹木が枝分かれしていくような形になるため、「ツリー」という名称が付けられている。

左側に記した問題や課題を説明するために、右側の要素に順次移っていく流れとなっており、問題・課題を分解していくことで原因を細かく具体化でき、それぞれの解決策をより深く議論して見つけやすくなる。

例えば、「患者満足度が低い」という問題がある場合、ロジックツリーを用いて以下のように解析できる。

「患者満足度が低い」＞「待ち時間が長い」＞「診療室の予約が不適切」「診療室の稼働率が低い」

このロジックツリーでは、患者満足度が低下している原因は待ち時間であることが判明している。

次に、待ち時間が長くなっている原因として、診療室の予約が不適切であることが分析される。さらに、診療室の稼働率が低いため、「医師の診療時間の短縮で稼働率を上げる」「診療スタッフのシフト管理の改善により待ち時間を短縮する」といった具体的な解決策の候補につながる。

このようにロジックツリーを活用して、問題の原因を追求し、その解決策を具体的に立案できるようになる。

ロジックツリーの具体例

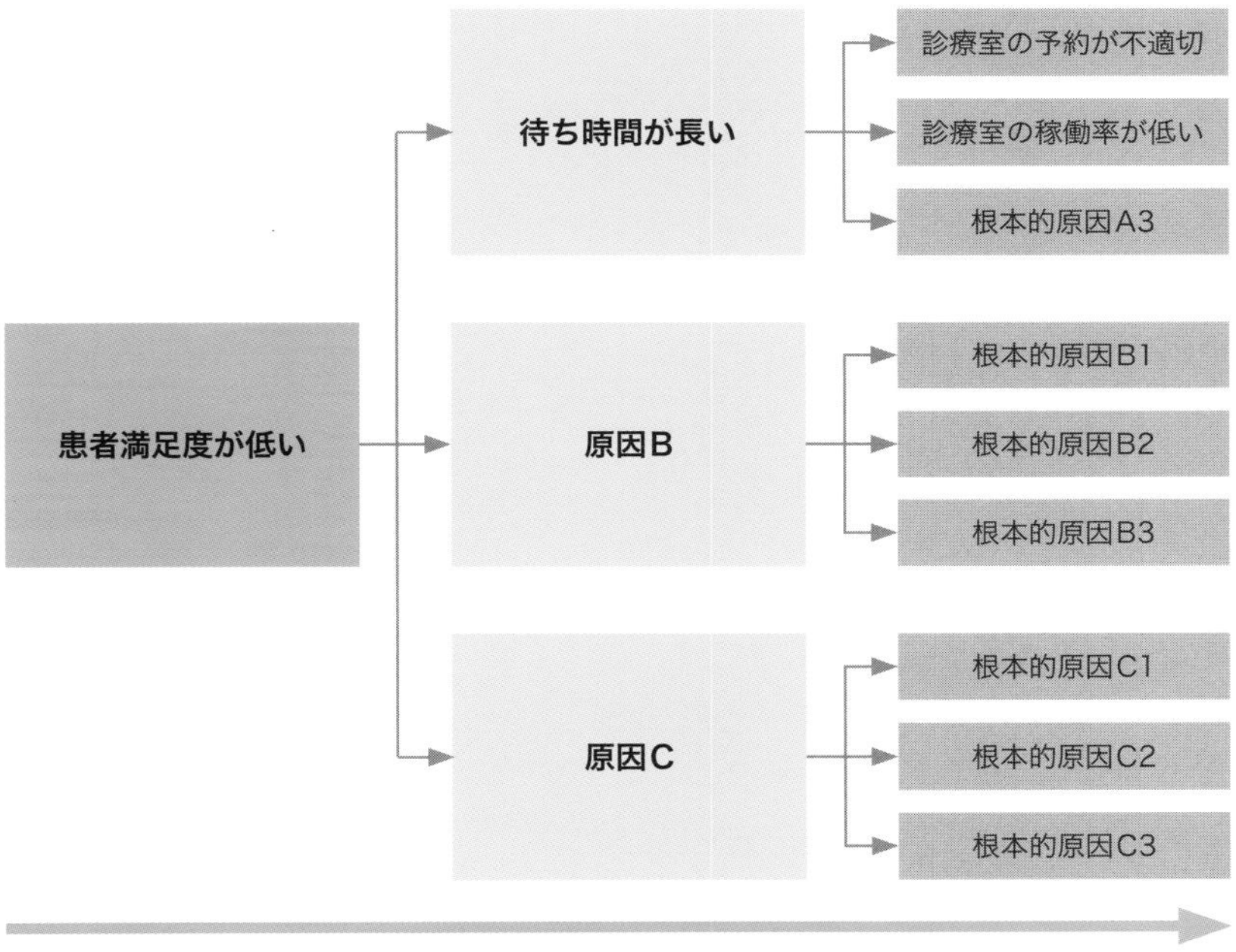

・要素を分解する
・検討・思考に活用される
・左側と右側は「グループと構成要素」の関係になる

STP

ＳＴＰは、外部環境分析における市場分析を行い、その結果に基づいて市場戦略を策定するためのフレームワークである。Ｓは「Segmentation」、Ｔは「Targeting」、Ｐは「Positioning」を指す。主なメリットは以下の３つである。

1．顧客ニーズの整理
市場を細分化していく過程で、「どのような顧客」が「どの市場」に「どの程度」いるのかを整理できるため、自院のサービスに合った顧客層の把握に役立つ。また、顧客ニーズの整理により具体的なペルソナ（ユーザー像）をイメージできる。

2．他社（他院）との差別化
競合のサービス、価格、機能等との比較により、差別化を図ることができる。自院の立ち位置を知り、競合の少ない市場を見いだすことにもつながる。

3．自院の強みの明確化

ペルソナをイメージすることで、自院の特徴や強み、顧客へのアピール点などを明確にできる。チーム全体で共有すれば、組織力の強化も期待できる

STPの病院経営での活用は、以下のようになる。

○セグメンテーション（Segmentation）

診療対象を「高齢者」「ビジネスパーソン」「外国人」などに分け、各ニーズに合わせた診療を提供する。

○ターゲティング（Targeting）

セグメンテーションに基づいて、ターゲット層を選定する。例えば、地域住民、企業の健康管理などをターゲットとし、各層に合わせた診療を提供する。

○ポジショニング（Positioning）

自院の診療・サービスを他院と比較して、独自性を打ち出す。最新医療技術、地域で唯一の専門診療科など、独自性を見いだして他院との差別化を図る。

STPのメリット

1	顧客ニーズの整理ができる
2	他社（他院）との差別化ができる
3	自院の強みの明確化ができる

STPの活用例

S：セグメンテーション

共通するニーズに着眼し、
市場を意味のある集団に分類

T：ターゲティング

セグメントから相性の良い
ターゲットを選択

P：ポジショニング

ターゲットに対して、
自院のポジショニングを明確化

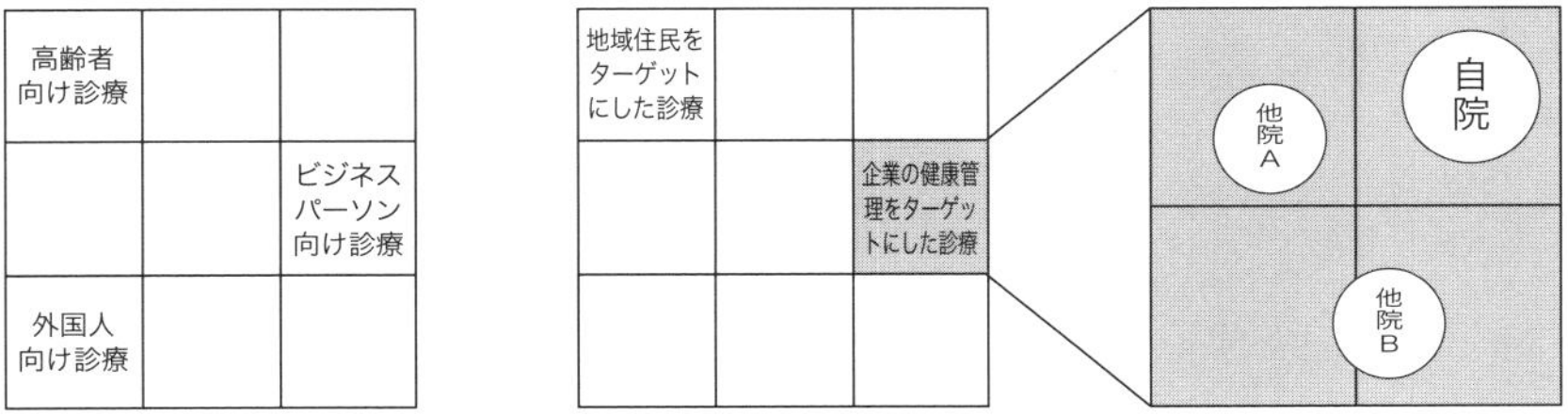

パレート分析

パレートの法則とは、「80％の成果を生み出しているのが20％の原因である」という傾向を指す。パレートの法則を図式化したものを「パレート図」と呼び、棒グラフと累積比率の折れ線グラフを組み合わせて表す。

パレート図を活用することで、各項目が全体のどれくらいの割合を占めているのかが一目で分かり、重要性や改善を行う優先度の判断が可能になる。件数が多いもの、またはパーセントの高いものから優先的に対策することで、効率的に改善できる。

病院経営においても、様々な課題に対してパレート分析を活用できる。例えば、患者満足度の向上が重要な課題の1つであるとする。この場合、患者満足度に影響する要因をまず洗い出し、その中で最も影響力が高い要因を特定することが必要になる。具体的には、以下の手順で分析を進める。

○患者満足度に関するデータを収集する

アンケート調査の結果や、患者からの自院への問い合わせの内容などを収集する。

○収集したデータを整理し、項目を洗い出す

収集したデータを整理して、「待ち時間」「医師の対応」「看護師の対応」「施設の清潔さ」「食事の質」など様々な課題を洗い出す。その上で、各課題への患者の意見数を集計して棒グラフにまとめると同時に、累積比率の折れ線グラフを作成する。

○優先的に課題を打つべき課題を明確にする

下図を例にすると、累積比率80％を占める「待ち時間」「医師の対応」「看護師の対応」の3つの項目に対してまず強力な改善策を打つ。これにより、効果的、効率的な患者満足度の向上が期待できる。

パレート分析により、限られたリソースを最大限に活用し、経営課題の解決を実現できる。パレート分析は、病院経営に限らず様々な分野で利用可能だ。

パレート分析のメリット

1	どの数値がどれくらい影響を与えているのかといった要素を明確にできる
2	改善の前後の結果を比較できる
3	改善後にも効果が出たのか視覚的に判断できる

パレート図の例（患者満足度の課題）

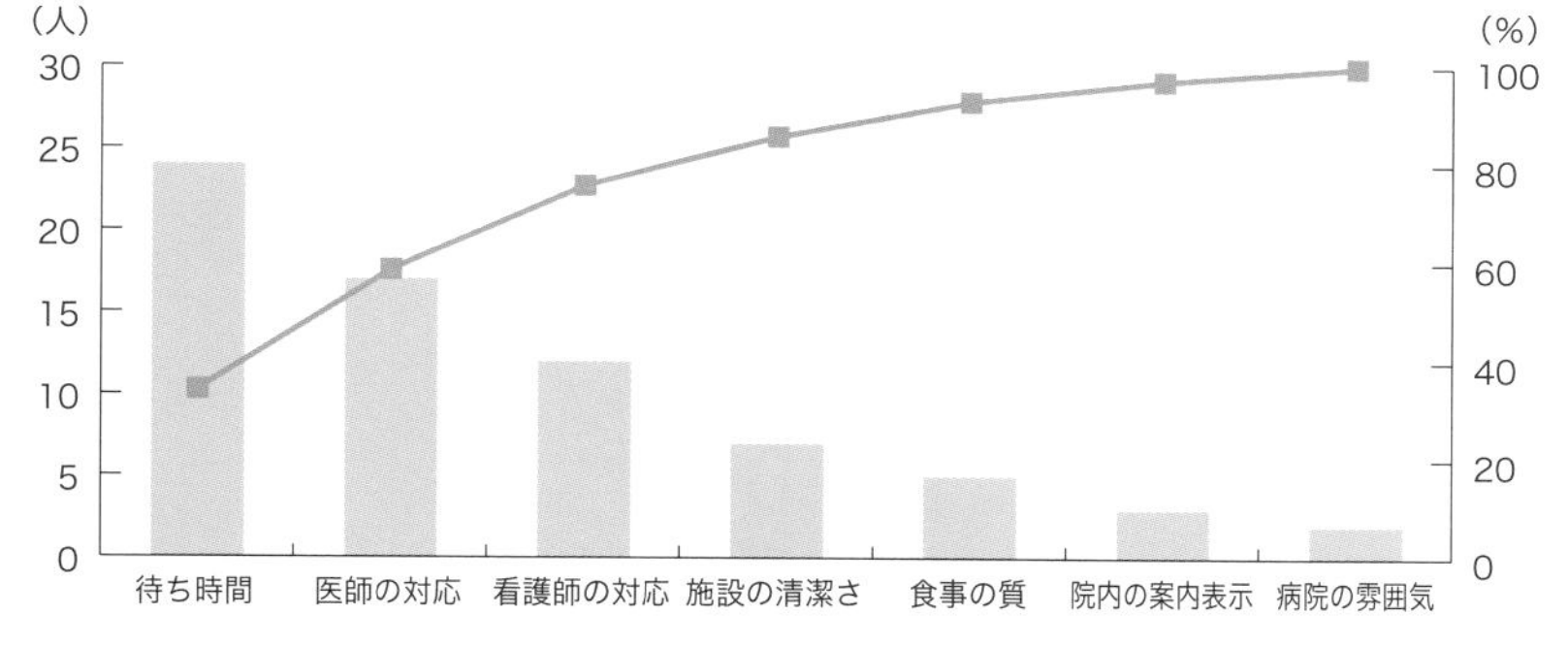

SWOT分析

SWOT分析は、組織や事業の内外の環境を分析し、戦略を策定するためのフレームワークであり、「Strength（強み）」「Weakness（弱み）」「Opportunity（機会）」「Threat（脅威）」の頭文字を取ったものである。「強み」「弱み」「機会」「脅威」のそれぞれの観点から洗い出された事実を関連付けて考えることができ、自院を取り巻く状況を多角的に検証できる。効果的な経営戦略やマーケティング戦略の立案に使用され、長期的な経営方針や経営資源の最適化などの事業計画に向いている。

病院経営においてそれぞれの要素の例を挙げると、

Strength（強み）

○経験豊富な専門医の在籍　○最新の医療機器をそろえた施設

○患者に対する丁寧な対応とコミュニケーション能力の高い看護師の在籍

Weakness（弱み）

○診療科目の偏り　○医師不足　○看護師不足　○長い待ち時間に対する患者の不満の多さ

○医師や看護師の人員不足による業務負担の増加

○設備の老朽化による機器故障の頻発

Opportunity（機会）

○新しい医療技術の導入や設備の改善
○地域との連携や医療ネットワークの構築
○地域の高齢化に伴う需要の増加
○新しい医療技術の導入によるサービスの拡充
○病院経営に有利な医療制度の変更、診療報酬アップ

Threat（脅威）

○医療保険制度の改正や医療費の抑制　○競合病院の出現
○新型コロナウイルスなどの感染症の流行
○競合他院の増加による市場シェアの低下

ＳＷＯＴ分析により、強みを生かしながら弱みを改善するためには医師や看護師の増員、設備の更新などが求められ、機会を生かすためには新しい医療技術の導入などが必要となることが分かる。ＳＷＯＴ分析は自己分析のための基本的なツールとなり、戦略策定や改善活動の指針として活用できる。

SWOT分析の具体例

	プラス要因	マイナス要因
内部環境	**Strength（強み）** ・救急診療科の体制強化 ・健診センターの整備	**Weakness（弱み）** ・医師不足 ・診療科の偏り ・医療費用の増大
外部環境	**Opportunity（機会）** ・新病棟の新設 ・設備投資 ・健診需要の増加	**Threat（脅威）** ・診療報酬・介護報酬同時改定 ・2030年以降の人口減少

SWOT分析のメリット

1	自院の状況を客観的に把握できる
2	自院の強みの生かし方を把握できる
3	自院の弱みの克服方法を把握できる

クロスSWOT分析

クロスSWOT分析とは、この章の「その6」で解説したSWOT分析をベースにしたフレームワークである。SWOT分析における「Strength（強み）」「Weakness（弱み）」「Opportunity（機会）」「Threat（脅威）」の4つの視点で導き出された情報を掛け合わせ、今後の経営戦略の方向性をさらに見極める。SWOT分析がしっかりできていることが前提となる。

病院経営におけるクロスSWOT分析の活用を具体的に考えてみる。

例えば、「強み」である「救急診療科の体制強化」と、「機会」である「新病棟の建設、設備投資」を掛け合わせて、救急搬送件数や健診・人間ドック件数の増加（強み×機会）を戦略に取り入れることができれば、競争優位性の獲得につながることが期待できる。

また、健診センターの整備（強み）と診療報酬・介護報酬同時改定（脅威）を掛け

クロスSWOT分析のメリット

1	自院が取るべき戦略の形が見えてくる
2	自院のサービスの強みや弱みが明確になる

合わせ、既存病棟の地域包括ケア病棟への転換や高齢者向け人間ドックの開発等による介護老人保健施設との連携強化（強み×脅威）などの新しいビジネスモデルの検討も可能だ。これにより、地域の高齢化に伴う高齢者向け医療サービスを拡充するための投資や予算の配分などを判断できる。

　このように、SWOT分析の要素を組み合わせ、具体的な課題や戦略を考えることができる。

クロスSWOT分析の具体例

	プラス要因	マイナス要因
内部環境	**Strength（強み）** ・救急診療科の体制強化 ・健診センターの整備	**Weakness（弱み）** ・医師不足 ・診療科の偏り ・医療費用の増大
外部環境	**Opportunity（機会）** ・新病棟の新設 ・設備投資 ・健診需要の増加	**Threat（脅威）** ・診療報酬・介護報酬 同時改定 ・2030年以降の人口減少

	Strength（強み）	Weakness（弱み）
Opportunity（機会）	**強み×機会** 自院の強みを成長機会に生かす **【成長戦略】** ・救急搬送受け入れ件数の増加 ・健診・人間ドック件数の増加	**弱み×機会** 機会を生かすため弱みを補強 **【改善戦略】** ・理念・目的の共有 ・診療科間の協力体制強化
Threat（脅威）	**強み×脅威** 強みを生かして脅威を乗り切る **【回避戦略】** ・地域包括ケア病棟への転換 ・老健施設との連携強化	**弱み×脅威** 弱みを理解し脅威の影響を低減 **【撤退戦略】** ・人件費のコントロール ・資源投資の効果を再考

PEST分析

ＰＥＳＴ分析は、「政治(Political)」「経済(Economical)」「社会(Social)」「技術（Technologial）」の４つの要素に着目し、それらが事業に与える影響を分析する手法である。主なメリットとして、「環境変化に敏感になることができる」「新たなビジネス機会を見つけられる」「事業戦略を明確にすることができる」——の３つがある。

以下に、病院経営におけるＰＥＳＴ分析の例を示す。

○政治（Political）

国の医療政策などの変更によって、医療機関の業務内容や収益構造が変化する可能性がある。例えば、医師の働き方改革の政策導入により、医師の時間外労働の制限で診察できる患者が減少し、病院経営を圧迫することなどが考えられる。

○経済（Economical）

経済の低迷により医療機関の医療費収入が減ったり、インフレ等での光熱費や材料費の高騰により経営に影響を及ぼす可能性がある。そのほか、医療費の増加や患者自己負担割合の引き上げなどで患者負担が増えれば、受診抑制につながる恐れもある。

○社会（Social）

地域の高齢化に伴って、高齢者を対象とした医療サービスの需要が増加する可能性や、独居高齢者の増加により在宅サービスの必要性が高まることなどがある。労働者人口の減少による人手不足の深刻化などで、医療サービスの質や量に影響が出る可能性がある。

○技術（Technological）

医療技術の進歩により医療の質や効率が向上する可能性がある。遠隔医療、オンライン診療、遺伝子診療、医療情報システムの導入やデジタル化等により、新サービスの開発を通じて医療機関の業務効率化や患者サービスの改善が期待できる可能性がある。

PEST分析のメリット

1	環境変化に敏感になることができる
2	新たなビジネス機会を見つけられる
3	事業戦略を明確にすることができる

PEST分析の具体例

Political（政治的要因） 市場競争のルールそのものを変化させる ・ポストコロナ禍における社会保障体制 ・地域医療構想による病床機能分化・連携推進	**Economical（経済的要因）** 売り上げ・コストなど利益に影響を与える ・医療費の高騰・診療報酬マイナス改定 ・医療機器等のコスト増加
Social（社会的要因） 患者の需要構造に影響を与える ・医師偏在・医師不足 ・労働者人口の減少	**Technological（技術的要因）** 新技術・イノベーションなどに影響を与える ・先進医療の提供に必要な医療機器・設備開発 ・IoT、AI技術の進歩

5Force分析

5Force分析は、経営学者のマイケル・ポーターが提唱したビジネス戦略の分析手法の1つで、競合環境を分析し、戦略的な意思決定を支援するものである。「競合」「新規参入」「代替サービスの存在」「買い手の交渉力」「納入業者の交渉力」——という外部の5つの脅威を明確にし、自院の強みを生かしながら競争力を高める戦略を探る。病院経営における分析例は以下のようになる。

○業界内／競合他院の脅威（競合相手）
地域の病院や診療所などの他院と比較し、自院の強みや弱みを把握して差別化につなげる。

○新規参入の脅威
地域内に新たな病院がオープンして参入してくる場合、市場競争は激化する可能性がある。事業参入を思いとどまらせる差別化戦略を打ち出し、市場シェアを確保するよう努める。

○代替品や代替サービスの脅威

遠隔医療、予防医療、自己診断関連のアプリやウェブサイト、介護サービスなど、病院機能に影響を及ぼすサービスの状況を把握して対策を立てる。

○顧客／買い手交渉力の脅威

国、自治体、保険者、患者といった顧客を念頭に、価格やサービスの品質などを柔軟に調整することが求められる。

○納入業者／売り手の交渉力の脅威

医薬品の納入業者や人材紹介業者、大学医局等と良好な関係を築けば、有利な契約を締結できる可能性がある。医師を派遣する大学医局も売り手に分類される。

5Force分析のメリット

1	競争環境の把握が容易になる
2	市場機会を発見できる
3	リスクマネジメントにつながる

5Force分析の具体例

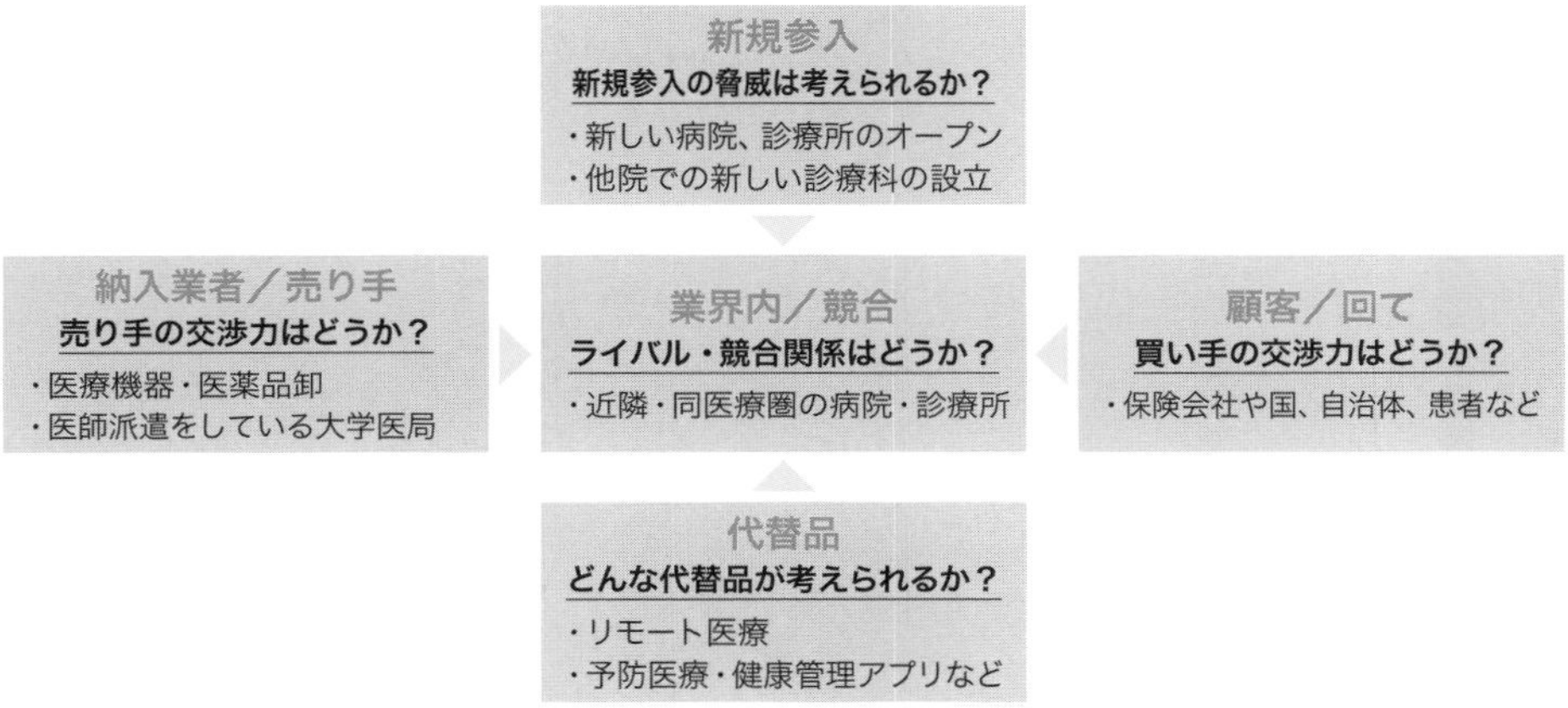

３Ｃ分析

３Ｃ分析とは、「顧客（Customer）」「競合（Competitor）」「自社（Company）」――の３つの要素を分析することで、ビジネスにおける自院の強みや課題を明らかにする手法である。

・「顧客（Customer）」の視点で市場や顧客のニーズをつかむ
・「競合（Competitor）」の視点で競合他院が市場のニーズにどうやって対応しているかを把握する
・「自院（Company）」として、自院組織やウリを分析し市場や顧客、競合他院にどう向き合っていくかを見いだす

の３つの観点から分析・検討することで、ＫＳＦ（Key Success Factor：重要成功要因）を探る。これまで紹介してきたＳＷＯＴ分析、ＰＥＳＴ分析、５Ｆｏｒｃｅなども併せて活用することで、課題やニーズをより明確化できる。病院経営での３Ｃ分析の活用方法を示す。

○顧客（Customer）

患者を顧客として捉え、人口動態、高齢化率、疾患別発症率、受療行動、求めている医療サービス

などを分析し、その情報をもとに自院の強みを探る。例えば、地域住民からの信頼が厚く、満足度の高い病院であれば、その点を強みとして訴求できるだろう。

○競合（Competitor）

競合他院のサービス、設備、DPC情報などを調べ、自院との差異を明確にする。例えば競合他院が優れた専門診療を提供している場合、自院では別の専門診療の検討などで差別化を測れる可能性がある。

○自院（Company）

自院の医療サービス、設備、料金、スタッフの質などを評価し、改善点や強みを把握する。例えば、手術件数が多く、手術の技術レベルが高い場合、そのアピールが差別化につながる可能性がある。

3C分析のメリット

1	環境分析の基盤となる
2	競合優位性を発見できる
3	顧客視点／長期的視点を確保できる

3C分析の具体例

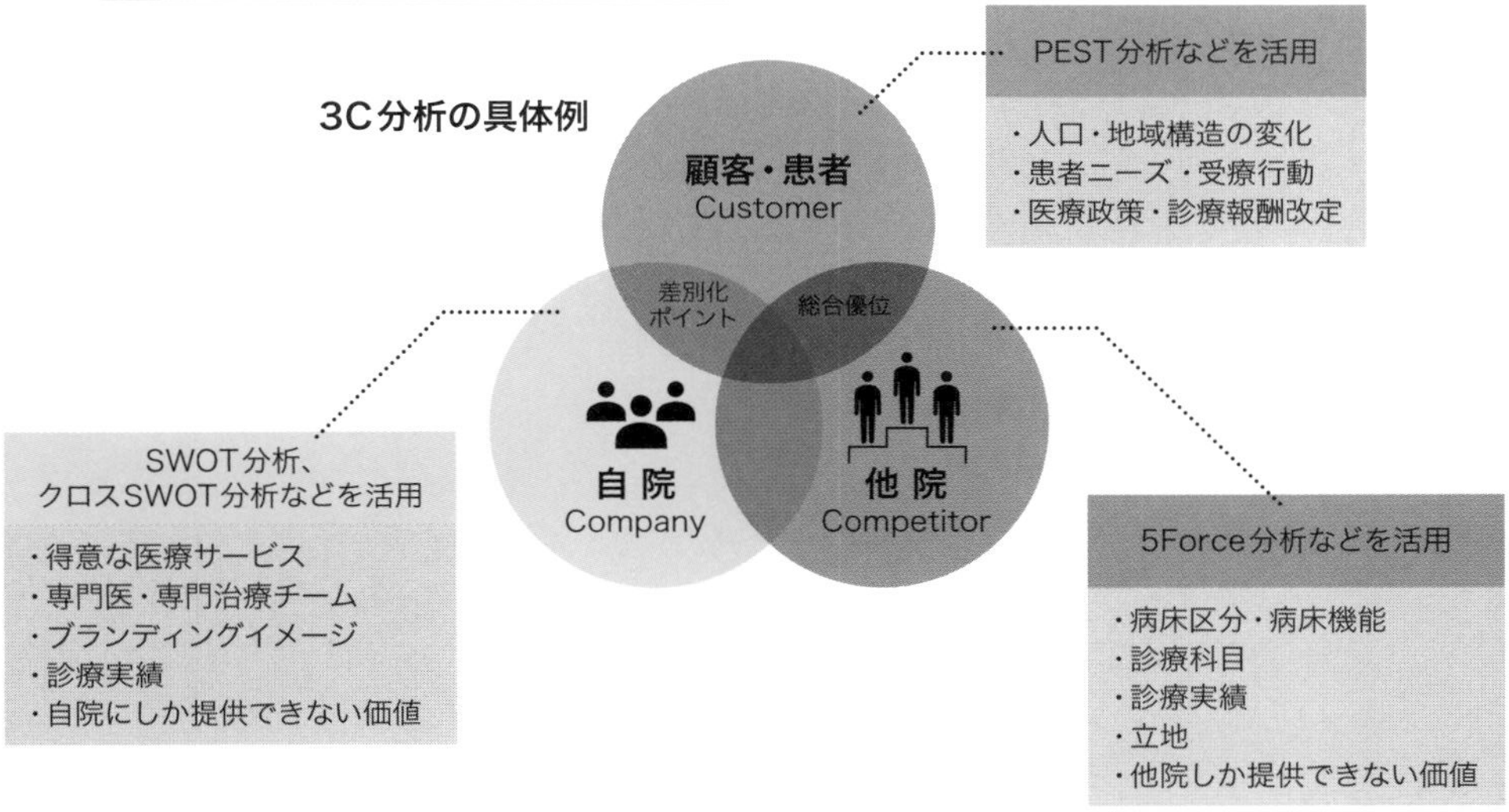

参考図書と推薦図書

本書を執筆する上で参考にした本に加え、さらに深くマネジメントを学びたい人にお薦めの本を紹介します。

医療機関経営

『MBAの医療・介護経営』（田中滋、古川俊治編、医学書院、2009年）
医療・介護経営に必要な基本戦略からマーケティング、人的管理、組織運営、管理会計、財務などまで深堀りした書。

『MBA流ケースメソッドで学ぶ 医療経営入門』（渋谷明隆編著、日経BP、2014年）
具体的なケースを基に分かりやすく解説した、医療経営の入門書。問題解決のための思考法をトレーニングできる。

『医療改革の旗手・武弘道が語る 病院経営は人なり』（『財界』編集部編著、財界研究所、2009年）
赤字経営に陥った自治体病院を次々と立て直し、名経営者と称された武弘道氏の経営論。

『病院経営を科学する！』（(株)メディカルクリエイト、遠山峰輝、堤達朗、田中伸明著、日本医療企画、2003年）
医療経営コンサルタントによる、答えを導くための方法論（＝フレームワーク）を解説した書。

『1からの病院経営』（木村憲洋、的場匡亮、川上智子編著、碩学舎、2013年）

現場で活躍する医師、看護師、公認会計士、経営学者などが様々な視点から病院経営の事例を解説。入門者向き。

『エクセレント・ホスピタル』（クィント・ステューダー著、鐘江康一郎訳、ディスカヴァー・トゥエンティワン、2015年）
「人」が「人」に対して直接サービスを行う医療産業に関して、職員の教育や人材マネジメントの大切さを説いている。

『だれでもわかる！ 医療現場のための病院経営のしくみ 改訂2版』（木村憲洋編著、日本医療企画、2014年）
病院経営に関する知識・情報を網羅的にまとめている。医療機関のマネジャークラス向け。

『病院経営 失敗の法則』（医療経営を考える会著、幻冬舎メディアコンサルティング、2007年）
病院経営が行き詰まる50の法則を分析し、その失敗の教訓から学ぶ。

『病院のための 経営分析入門 第2版』（石井孝宜、西田大介著、じほう、2016年）
病院経営における経営・財務データの読み方や考え方に関して解説。

『〝集患〟プロフェッショナル 2016年改訂版』（柴田雄一著、医学通信社、2016年）
ストーリー仕立てで学ぶ、実践的な診療所の集患対策。

『医療のなにが問題なのか 超高齢社会日本の医療モデル』（松田晋哉著、勁草書房、2013年）
将来の医療の在り方について、国内外のデータと日本各地の具体的事例から解説。医療を概観するのに適する。

人材育成・組織運営

『病院人材育成のための人事考課 面接訓練ケース100問100答』（齋藤清一著、経営書院、2006年）

医療機関の人事労務コンサルタントとしての著者の経験を基に、ケーススタディーを盛り込んだ人事考課の解説書。

『改訂 チームビルディングの技術 みんなを本気にさせるマネジメントの基本18』（関島康雄著、経団連出版、2019年）

本格的なチームのつくり方から、人を育てるチームへと発展させるまでの仕掛けを解説。

『9割がバイトでも最高のスタッフに育つ ディズニーの教え方』（福島文二郎著、中経出版、2010年）

正社員・非正規社員を問わず、チーム全員がリーダーになれるように育てる、ディズニーランドの人材育成手法を伝授。

経営・マーケティング

『マネジメント［エッセンシャル版］基本と原則』（P・F・ドラッカー著、上田惇生編訳、ダイヤモンド社、2001年）

マネジメント論を体系化した大著『マネジメント―課題、責任、実践』のエッセンスを一冊にまとめた入門書。

『ビジネススクール・テキスト マーケティング戦略』（慶応義塾大学ビジネス・スクール編、嶋口充輝、和田充夫、池尾恭一、余田拓郎著、有斐閣、2004年）

MBAを目指す人に向けたシリーズ。マーケティングの基礎から応用まで分かりやすく解説。

あとがき

「ねえ、裴くん。せっかくさぁ、書籍になったんだから、この本を書いた思いをもう一度聞かせてよ」
「裴はいつも〝3つのポイント〟とかクールな感じでしか話さないんだから、熱い思いを聞かせろよ、なあ、今川！」
「聞きたいなあ。僕のとっておきの今川焼をあげるからさぁ。財津の分はないけどねぇ〜」
「よし、分かった！」

　立花、財津、今川の3人は、「待ってましたっ！」と裴をはやし立てた。

　医療職にとって医療経営やマネジメントは慣れていないため、とっつきにくいテーマかもしれません。私自身も現役医師のときは、経営やマネジメントに関することはちんぷんかんぷんでした。当時、どの専門書を手にしても用語が難しく、読みにくく、気合を入れて向き合わないとならない印象がありました。その経験から、「読者の皆さんがリラックスしながら気軽に読んでいただけたら」と思い、小説仕立てをベースにしてできるだけ分かりやすい入門書の位置づけで本書を書きました。ベテラン管理職の方は復習や確認の視点で気楽にお読みいただけるとよいかと思います。

　私の持論ですが「マネジメントは技術である」と考えます。マネジメントとは後天的に獲得できるスキルであり、意識してトレーニングすれば誰でも伸びるものです。重要なのは意識して取り組むことであり、意識して振り返ることです。読者の皆さんが本書の登場人物の4人とともにマネジメント技術を習得することで、ご自身や部下・同僚がさらにモチベーション高く仕事に取り組み、その先にある患者さんの笑顔を増やしていくことができると信じています。

　本書の執筆にあたり、友人の結城真吾氏にはビジネスフレームワーク等で貴重なアドバイスを頂きました。また、日経ＢＰの編集者 豊川琢氏には著者に常に寄り添いわがままな思いをくみ取って頂きました。心より感謝申し上げます。

裴《はい》 英洙《えいしゅ》

［著者］
裴 英洙
はい・えいしゅ

慶應義塾大学大学院 特任教授、ハイズ（株）代表取締役社長
1972年奈良県生まれ。金沢大学第一外科に入局、急性期病院にて外科医・病理医として勤務。勤務医時代に病院マネジメントの必要性を痛感し、慶應義塾大学院経営管理研究科（慶應ビジネススクール）でMBA（経営学修士）取得。現在、各地の病院経営のアドバイザーとして活躍中。慶應義塾大学特任教授はじめ複数の客員教授も務め教鞭を取る。厚生労働省「医師の働き方改革に関する検討会」や「医師需給分科会」の公職を歴任。

新・医療職が部下を持ったら読む本

2023年4月17日 初版第1刷発行

著　者　　裴 英洙
編　集　　日経ヘルスケア
発行者　　田島 健
発　行　　株式会社日経BP
発　売　　株式会社日経BPマーケティング
〒105-8308　東京都港区虎ノ門4-3-12
表紙デザイン　中島 清史（株式会社日経BPコンサルティング）
デザイン・制作　株式会社日経BPコンサルティング
イラスト　やまもと 妹子
印刷・製本　図書印刷株式会社

ISBN978-4-296-20198-3